协和专家+
协和妈妈圈

干货分享

孕期营养

李 宁 ——— 编著

北京协和医院临床营养科临床营养师

中国轻工业出版社

图书在版编目（CIP）数据

协和专家 + 协和妈妈圈干货分享 . 孕期营养 / 李宁编
著 . —北京：中国轻工业出版社，2023.9
ISBN 978-7-5184-4439-7

Ⅰ.①协… Ⅱ.①李… Ⅲ.①妊娠期—饮食营养学
Ⅳ.① R715.3

中国国家版本馆 CIP 数据核字（2023）第 092567 号

责任编辑：程　莹　　责任终审：李建华　　整体设计：悦然生活
策划编辑：付　佳　　责任校对：朱燕春　　责任监印：张京华

出版发行：中国轻工业出版社（北京东长安街 6 号，邮编：100740）
印　　刷：北京博海升彩色印刷有限公司
经　　销：各地新华书店
版　　次：2023 年 9 月第 1 版第 1 次印刷
开　　本：710×1000　1/16　印张：12
字　　数：200 千字
书　　号：ISBN 978-7-5184-4439-7　定价：49.80 元
邮购电话：010-65241695
发行电话：010-85119835　传真：85113293
网　　址：http://www.chlip.com.cn
Email：club@chlip.com.cn
如发现图书残缺请与我社邮购联系调换
230259S3X101ZBW

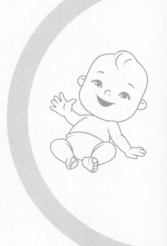

　　怀孕了，吃是头等大事。

　　胎宝宝的营养全部依赖母体的供给，可以说孕妈妈吃进去什么，胎宝宝就吸收什么。怀胎十月，胎宝宝从一个小小的受精卵，长成 3500 克左右的足月儿，要长大脑、长骨骼、长四肢、长头发、长内脏器官，孕妈妈自身乳房增大、子宫增大、血流量增加……都需要充足、合理、及时的营养供给。本书介绍了孕期饮食的方方面面，不管你是头胎孕妈妈，还是高龄二胎孕妈妈，都能以此为饮食手册。

　　孕期不能一味多吃，而要重视饮食质量。均衡营养、食物多样化，才能在总热量不变的前提下摄入全面的营养，满足孕妈妈自身和胎宝宝生长发育的需要。本书介绍了孕期所需关键营养知识，指导孕妈妈科学地摄取营养，使营养供给不缺乏、不过量。

　　胎宝宝一步步长大，要经历三次大脑发育高峰、要储存皮下脂肪……跟着胎宝宝的发育有针对性地给予重点营养，能让宝宝健康又聪明。同时，孕妈妈在孕期也要做好营养储备，为产后哺乳做准备。本书以月份为主线，介绍了孕期每月所需的重点营养、养胎饮食原则，让孕妈妈吃得好，长胎不长肉。

　　怀孕了，要享受吃的特权，但要管理好体重，为顺产和产后泌乳打好基础。祝每一位孕妈妈都能顺利生下健康、聪明、漂亮的乖宝宝！

李宁

目录 CONTENTS

PART 1　长胎不长肉，避免巨大儿

PART 2　长大脑、长骨骼，胎宝宝需要哪些营养素

3 PART 孕早期（孕 1~3 月）
胚胎发育遇上早孕反应，怎么补营养

孕中期（孕 4~7 月）
胎宝宝生长加速期，怎么补才跟得上

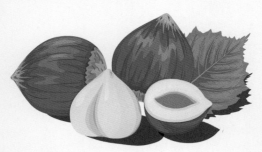

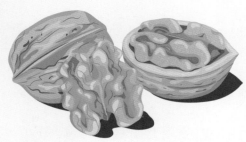

PART 5 孕晚期（孕 8~10 月）
胎宝宝出生前的营养存储，怎么吃才够

PART 6 出现某些小病痛时，怎么吃不耽误胎宝宝生长

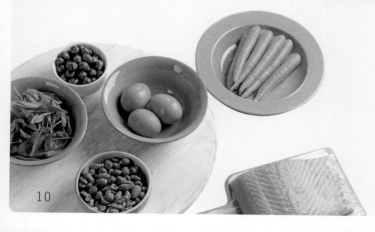

有特殊症状的孕妈妈
怎么吃最安胎

孕期营养决定孩子一生健康

怀孕后，孕妈妈的身体发生了很大变化

怀胎十月即妊娠 40 周，可以分为早、中、晚三个阶段，孕 1~3 月为孕早期，孕 4~7 月为孕中期，孕 8~10 月为孕晚期。怀孕后，女性的身体会发生一系列变化以适应孕育胎宝宝的需要，一般到产后 2~6 周，一些生理性的改变才逐渐恢复，而身材的变化则要在产后 3~6 个月才能恢复。

1 孕激素和代谢改变

受精卵形成后，孕妈妈的绒毛膜促性腺素分泌增加，产生大量的雌激素和孕酮。

甲状腺功能增强，基础代谢水平增高。孕妈妈体内的合成代谢增高，需要消耗更多的热量和营养素。

孕妈妈的糖代谢受到一定影响。催乳素可以促进脂肪分解，皮质醇可以促进葡萄糖合成，因此孕妈妈容易患妊娠糖尿病。

2 消化功能发生改变

孕激素的增加导致胃肠道平滑肌松弛，蠕动减慢，消化液和消化酶减少，胃排空时间延长，孕妈妈容易出现饱胀感和便秘。而孕妈妈对钙、铁、维生素 B_{12}、叶酸等的需求量增加，因此摄取量也应该相应增加。

3 血容量增加

孕期血容量大幅度增加，在孕 32~34 周时达到峰值。孕妈妈对铁等营养素的需求量大增，容易出现生理性贫血。

4 肾功能改变

孕妈妈自身和胎宝宝的代谢废物增加，肾脏负担加重。一些营养物质，如葡萄糖、氨基酸、水溶性维生素的排出量增加，叶酸的排出量相比孕前也大大增加。

5 心脏负担加重	**6** 其他改变
由于孕期血容量增加，心脏要承担更多的工作，负担加重。	子宫增大，乳房增大，牙齿也容易敏感和感染。

孕期营养决定了孩子生命早期的营养

孕期是生命早期 1000 天（包括宫内 280 天和出生后的 2 年）的起始阶段。

胎儿从一个小小的受精卵长成足月儿，所需的全部营养都由孕妈妈供给。与此同时，孕妈妈乳腺和子宫的发育、分娩后乳汁的分泌等，都需要充足的营养，因此对大部分营养物质的需求量都较孕前有所增加。

• 宫内营养好，宝宝健康又聪明

宫内营养好是指营养不过剩不缺乏，胎宝宝出生时体重达到 3000~3500 克。

人的神经系统首先在胚胎期发育，大脑皮质的发育主要在妊娠后期和出生后的第一年，孕期的营养对胎宝宝大脑发育十分重要。孕期合理而均衡地摄入食物，是可以满足孕妈妈和胎宝宝的营养需求的。

• 孕期营养过剩或缺乏会影响孩子成年后的体质

孕期营养过剩或缺乏容易导致妊娠期母体并发症的发生，如妊娠高血压、妊娠糖尿病、贫血等。超重和肥胖的孕妈妈分娩时，由于脂肪堆积，软产道阻力增加，会导致产后出血和剖宫产风险增加。

孕期营养过剩或缺乏还容易导致不良的妊娠结局，比如神经管畸形儿、巨大儿、

可乐妈 经验谈

孕期别长太胖，产后恢复才快

我怀孕的时候一直上班，生完孩子休了 4 个月产假就重返职场了。怀孕期间，我每天都在工作间隙动一动，上下班的路上也刻意提前下车，多走一段路，加上我没有大吃大喝，体重长了 10 千克，在合理范围内，生完孩子大概 4 个月，我的体重就和生之前一样了，而且我的奶水也够孩子吃。

13

胎儿生长受限等。同时，胎儿出生体重低，除增加其成年期心血管疾病发生概率外，后代成年期糖代谢异常、向心性肥胖、血脂异常、骨质疏松等疾病发生概率也明显增加。

孕期补营养为产奶和分娩做准备

孕期饮食营养好，乳房得到充分的营养，产后乳汁的分泌就多，更有利于实现纯母乳喂养。如果分娩以后才为催奶做准备，则为时已晚。最好的准备是从怀上就开始均衡饮食。

自然分娩也就是顺产，是最好的分娩方式，为促进顺利分娩，需要在孕期就重视营养，做好准备。吃得过胖，会导致巨大儿，给分娩造成困难，甚至出现难产。孕期合理饮食，保持适当的体重增长，胎宝宝的体重也正常，那么就有了顺利顺产的可能。

李大夫有话说

高龄怀孕须知

1.一般来说，高龄女性怀孕的概率会有所减低，但也不用过于担心，正确理解受孕能力与年龄的关系，夫妻双方积极地做好孕前准备，做好孕前检查，放松心态，就会有好结果。

2.年龄越大，自然流产的风险越大。高龄的孕妈妈一定要认真做好孕早期的检查，及早识别出容易导致流产的因素并积极处理，预防流产。

3.积极做好孕期保健和产前检查、预防感染，可以帮助高龄的孕妈妈顺利生出健康宝宝。

4.年龄越大，产后恢复的难度越大，要重视孕期营养和坐月子时的调补。

二胎怀孕须知

1.如果头胎是顺产，产后恢复期相对较短，一般只需经过1年，就可以考虑怀二胎了。头胎是剖宫产，医生一般会建议避孕2年以上再怀二胎。

2.头胎是顺产，二胎更容易顺产。头胎是剖宫产，如果分娩时没有剖宫产的指征，比如胎儿宫内窘迫、子宫收缩乏力、胎位不正等情况，那么二胎是可以顺产的。

PART 1

长胎不长肉，
避免巨大儿

孕妈妈的体重增长反映营养状况

孕期体重都长哪儿了

怀孕之后，体重增长是必然的。胎宝宝依靠胎盘获取营养，如果孕妈妈没有获得足够的体重，那胎宝宝就有可能出现营养不良、生长迟缓等，因此可以说，孕妈妈的体重增长在一定程度上反映了胎宝宝的生长发育情况。

• 孕妈妈增长的体重 ≠ 胎宝宝的体重

孕妈妈的增重量和胎宝宝的增重量并不是相等的，胎宝宝的增重量只占孕妈妈增重量的 20%~25%，其他 75%~80% 为胎儿附属物及母体增重，主要表现在子宫、胎盘、乳房、血液、羊水的重量及母体脂肪的储备。

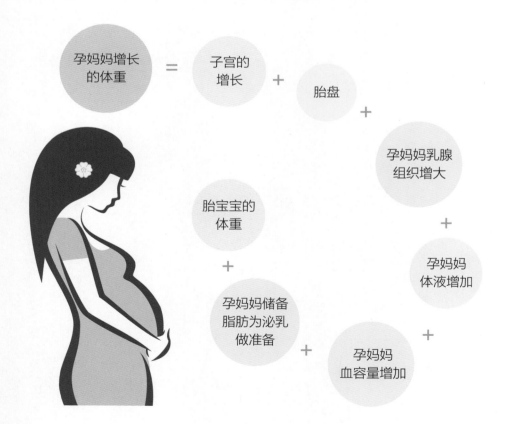

孕妈妈增长的体重 = 子宫的增长 + 胎盘 + 孕妈妈乳腺组织增大 + 孕妈妈体液增加 + 孕妈妈血容量增加 + 孕妈妈储备脂肪为泌乳做准备 + 胎宝宝的体重

• 孕前到产前，子宫的大小变化

怀孕前的子宫大约 50 克重，相当于一个小橘子的大小。

孕 40 周的时候，胎宝宝重量可达到 3000~3500 克，子宫被撑大到差不多两个哈密瓜的大小。

• 哪些是必要性体重增长

胎宝宝要在 40 周的时间里从一个受精卵成长为一个重 3 千克左右的胎儿，支撑他生长发育的有胎盘、羊水、妈妈增大的乳腺和扩大的子宫等。这些构成了孕妈妈孕期一部分增长的体重，称之为必要性体重增长。

体重增长过多易致妊娠糖尿病和巨大儿

孕妈妈在孕期需要储备脂肪，为产后的哺乳做准备。孕妈妈增长的体重中，必要性体重增长是相对稳定的，但是脂肪储备的多少与饮食和运动有关，是可以控制的。

除必要性体重增长外，孕妈妈要控制自身的脂肪储备，以免造成脂肪过分堆积，增加妊娠糖尿病、巨大儿等风险。

1 体重增长过快的危害

2 体重增长过慢的危害

- 导致巨大儿
- 增加分娩难度
- 引起妊娠并发症，如妊娠糖尿病、妊娠高血压
- 孕妈妈身材走样，产后身材不易恢复
- 容易长妊娠纹

- 易致胎儿发育迟缓
- 孕妈妈容易贫血
- 宝宝出生后免疫力低

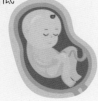

孕期增重多少最适宜

根据孕前体重指数计算该增重多少

一般来说，使用体重指数即 BMI 来评估孕前的营养状况比较准确，可根据孕前 BMI 值来确定孕期体重增长范围。

体重指数（BMI）＝体重（千克）÷ 身高的平方（米^2）

体重状况	孕前 BMI	体重增加（千克）
低体重	<18.5	11~16
正常体重	18.5~23.9	8~14
超重	24.0~27.9	7~11
肥胖	≥ 28.0	5~9

注：数据参考中国营养学会团体标准《中国妇女妊娠期体重监测与评价》。

例如：身高 1.6 米的孕妈妈，孕前体重 50 千克，那 BMI=50÷（1.6×1.6）≈19.5，孕前体重属于正常体重范围，在孕期的总增重量应控制在 8~14 千克。

3000~3500 克的胎宝宝最好生

有的孕妈妈觉得好不容易怀上一个宝宝，就该让他长得大一点、胖一点，这样出生后孩子的身体底子才好，其实这是不对的。孕期要讲究营养均衡，宝宝的出生体重在 3000~3500 克最适宜。如果足月出生的宝宝体重低于 2500 克，就是足月低体重儿，胎宝宝的发育可能有问题，出生后容易出现生长障碍；如果宝宝体重大于 4000 克，就是巨大儿，则孕妈妈可能无法顺产，或者容易出现难产。合理、均衡、科学地进行孕期营养管理，才是孕期营养摄入的关键。

孕早、中、晚期要分阶段增重

• 孕早期胎宝宝增长缓慢，增重以不超过 2000 克为宜

胎宝宝	孕妈妈	饮食
孕1~3月，胎宝宝各器官发育尚未成熟，所需的营养并不多。	体形并没有明显的变化，乳房会略有发胀，此时体重增长较慢，孕吐严重的孕妈妈体重甚至不增反降，胃口好的孕妈妈在孕早期增重也不宜超过 2000 克。	此时不用过分在意体重，没有孕吐的孕妈妈维持孕前的食量就行，孕吐严重的孕妈妈尽量少食多餐，吃一些清淡易消化的食物。

• 孕中期胃口好，每周增重 350~400 克

胎宝宝	孕妈妈	饮食
胎宝宝迅速发育，身长和体重都增长迅猛。	孕 16~27 周是体重增长加速期，腹部明显凸起，胸部和腰部也明显增重，此时的体重增加最好稳定在每周 350~400 克，这段时间是控制体重的关键期。	每天增加 300 千卡热量，饮食要均衡，各种营养素要齐全。

• 孕晚期体重上升快，每周增重不超过 400 克

胎宝宝	孕妈妈	饮食
孕 32~35 周胎宝宝长得最快。经过 10 个月的成长，胎宝宝会长到身长 48~51 厘米，体重 3000~3500 克。	体重上升得非常快，即使吃得不多，体重也会增长得很快，每周增重不宜超过 400 克。如果孕早期、孕中期体重控制合理，孕晚期也可每周稳步增重 350~400 克。	每天增加 450 千卡热量，少食多餐，均衡搭配。

怀双胞胎或多胞胎的孕妈妈应增重多少

对于怀有双胞胎或多胞胎的孕妈妈来说，一个人吃的饭几个人来分享，因此要比怀一个宝宝的孕妈妈摄取更多营养，以保证宝宝正常生长发育。如果体重增加不足，容易导致早产、低体重儿等问题，但是体重的增长并不是简单的乘2。如果孕前体重在正常范围，孕期长 16~24 千克为宜；如果孕前体重超重，孕期长 13~22 千克为宜；如果孕前属于肥胖，孕期体重增长应控制在 11~18 千克。饮食要均衡，尤其要保证足够的优质蛋白质、B 族维生素、钙、铁等的摄入，应增加粗粮、蔬菜、大豆制品的摄入。

高龄孕妈妈如何控制体重

高龄孕妈妈比 20 多岁的孕妈妈更爱发胖，体重增加过多容易导致妊娠糖尿病，腹中的宝宝长得太大会给分娩带来困难。因此，要在怀孕之初就控制体重，孕期体重增加最好别超过 12.5 千克，多吃高蛋白、低脂肪食物，少吃甜食。

**李大夫
有话说**

怀双胞胎的孕妈妈更应小心

怀双胞胎，孕妈妈容易出现各种妊娠并发症，在整个孕期，孕妈妈应该坚持进行产检，尤其要注意血压和尿蛋白，因为这些指标可以真实反映出胎儿和母体的健康状况。

怀双胞胎的孕妈妈体形更大，子宫也明显更大，这不仅增加了孕妈妈的身体负担，对心、肺及下腔静脉的压迫也更多，容易产生心慌、呼吸困难、下肢水肿及静脉曲张等压迫症状，在孕晚期尤其明显。因此，孕妈妈要特别注意避免劳累，适当多休息，这对减轻压迫、预防早产都有好处。

积极监测体重

• 如何监测体重

体重增长过快或过慢都会影响胎宝宝的健康，因此孕期要做好体重管理。管理体重最简便的方法就是称重并记录，既简单易操，又能起到及时监测的效果。

通常，孕妈妈孕早期的胃口不好，体重增加不多，而从孕中期开始，告别了孕吐反应，食欲大增，体重增长迅速。因此，应该从孕中期开始定期定时监测体重，最好每周测量一次，而到了孕晚期，最好能做到每天测一次体重。

• 准确称体重的小细节

1.尽量使用同一台体重秤来称重。

2.每次都在同一身体状态下称重：体重在一天内的不同时刻会相差1千克左右，如吃饭或喝水前后、睡觉前后、大便前后的体重会有所差异。最好选择在清晨起床排便后、早餐前，或沐浴后赤脚穿内衣裤时进行测量。每次选择同样的时间点，能保证测量的准确度。

3.称重时尽量穿着薄厚相当的衣服，力求精准。

• 体重变化异常时要咨询医生

孕期控制体重，避免体重过多过快增长是十分必要的，这样能预防妊娠并发症，还能减少分娩困难。但是如果体重增长过慢也要注意，可能提示胎儿发育迟缓或者孕妈妈患有某种疾病。如果体重明显下降就更要引起重视了，即使是孕吐严重的孕早期，体重的下降也不应超过孕前体重的10%，此外，要排除疾病、营养不良等情况。

可乐妈
经验谈

怀孕不是生病，而是一个生理过程

孕妈妈们千万不要把自己当成"病号"去调补，一旦体重超标，不但影响分娩，产后也不容易恢复。我怀孕之前身体健康，不挑食、不偏食，怀孕以后正常饮食，适当补充孕期所需的关键营养，等到孕中晚期，少摄入脂肪和糖类食物就行了。

• 按时产检，灵活调整饮食

产前检查有助于随时了解孕妈妈的身体状况，以及胎宝宝的生长发育情况，及时有效地预防妊娠高血压、妊娠糖尿病等的发生，还能及时了解胎宝宝的大小，以及孕妈妈的骨盆情况，从而帮助确定生产方式。

产前检查有助于随时发现问题、及时应对问题，如果某次检查出现异常，医生还会增加检查次数，以确保母子平安。如果产检各项指标正常，孕妈妈可以保持之前的饮食习惯；如果血压、血脂、血糖等有异常，首先要从饮食上予以调整，症状严重的则要遵医嘱进行药物治疗。但任何治疗都要以饮食为基础，良好的饮食营养才是胎宝宝成长发育的保证。

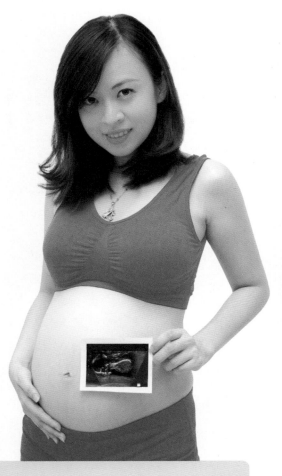

李大夫有话说

产检能最大化减少出生缺陷

目前公认的出生缺陷病因主要有遗传因素（染色体、单基因和基因组异常）、非遗传因素（母体疾病及用药、生活方式、环境污染等）。其中，有很大一部分非遗传因素是可以预防的。

出生缺陷在我国的发生率并不低，《中国出生缺陷防治报告（2012）》指出，我国出生缺陷的发生率约为5.6%。减少出生缺陷的有效办法是备孕阶段做孕前检查，怀孕期间做产前筛查、产前诊断和孕产妇保健等，出生后的宝宝在3~6个月内进行新生儿疾病筛查。对检查出有先天性代谢异常或听力缺陷的宝宝及早进行干预治疗，尽量降低宝宝的出生缺陷程度。

• 孕期检查的时间和项目

产检时间	重点检查项目	备注
孕 0~5 周：产检	确定怀孕	
孕 5~8 周：产检	B 超确定妊娠囊位置	有宫外孕史的孕妈妈特别需要通过 B 超确定妊娠囊位置
孕 6~8 周：产检	抽血查甲状腺功能；B 超看胎儿心跳	高龄或者有过流产史的孕妈妈需要在孕 6~7 周做 B 超；从未查过甲状腺功能的孕妈妈应该做甲状腺检查
孕 11~14 周：产检	胎儿颈后透明层厚度（NT）筛查	B 超排查畸形
孕 9~16 周：第一次正式产检	给胎儿建立档案；做各项基本检查，包括体重、血液、血压、问诊、胎心音	大多数孕妈妈建档的时间在孕 12 周，其实在孕 8~12 周皆可，但最晚不可晚于孕 16 周
孕 17~20 周：第二次正式产检	唐氏筛查	排查唐氏患儿，如唐筛未过，需要做羊水穿刺或无创 DNA。35 岁以上直接做羊水穿刺
孕 21~24 周：第三次正式产检	B 超大排畸	筛查胎儿脑部、四肢、心脏等畸形
孕 25~28 周：第四次正式产检	妊娠糖尿病筛查	喝糖水，检测血糖
孕 29~32 周：第五次正式产检	妊娠高血压综合征筛查	排除妊娠高血压的可能，避免先兆子痫
孕 33~34 周：第六次正式产检	B 超评估胎儿体重，做胎心监护	超声波评估胎儿体重，胎心监护看胎儿状况，抽血查有无贫血
孕 35~36 周：第七次正式产检	阴道拭子检查、B 超、心电图和内检	了解有无阴道感染，确定分娩方式
孕 37 周：第八次正式产检	胎心监护，测胎心率，测量骨盆	监测胎儿状态
孕 38~42 周：第九次正式产检	临产检查，B 超估计胎儿大小和羊水量	评估宫颈条件，随时准备生产；孕 41 周以后考虑催产

注：正式产检前的 3 次 B 超并不是每个孕妈妈都必须做，但如果有过宫外孕史、流产史，或属于高龄孕妈妈，则需在医生建议下酌情做。第六、七次产检的 B 超是为了监测胎儿，孕妈妈可根据产检医院的要求做。

合理运动，管好体重

孕期运动可避免肥胖，还有助于顺产

孕期适当运动，能帮助孕妈妈控制体重、保持愉快的心情，对胎宝宝的健康发育也十分有益。孕期运动可避免肥胖，还有助于顺产，对产后身材恢复也有帮助。

运动的范围很广，做做家务、散散步、练瑜伽、游泳、快走、慢跑，只要让身体动起来，都属于孕期运动的范畴。具体运动类别要根据个人情况来定，有的孕妈妈原本就是健身派，身体可承受的运动强度比较大，只要稍加调整即可。如果孕前就很少做运动，孕期运动强度也不宜过大。

孕妈妈做运动的宗旨永远是以自己感觉舒适为宜，不要勉强，也不要逞强。做任何一项运动，孕妈妈都要注意听从身体的警告，如果运动中感到疼痛、不舒服、晕眩或呼吸不畅，要立即停止。如果停止运动后仍有不适感，则应立刻就医。

• 孕早期不要做大幅度运动

孕早期属于不稳定阶段，一般不建议做大幅度的运动，运动要以散步为主，同时可以配合做一些手部和脚部的放松运动。有早孕反应的孕妈妈适当做一些运动还有助于改善早孕症状。

• 不进行任何可能伤害到腹部的运动

怀孕后，孕妈妈的腹部会慢慢发生变化，但无论是孕早期腹部还没有隆起的时候，还是孕晚期腹部已经高高隆起的时候，孕妈妈都要时刻铭记，任何可能对腹部造成潜在威胁的运动都应该停止，如腹部挤压、腹部强烈扭转等可能会挤压到胎宝宝，使宫压升高，甚至导致流产。

孕中期可适当增加运动量，但要避免跳跃性动作

随着孕中期的到来，孕早期的不适感消退，身体处于比较舒服的状态。此时，孕妈妈可以适当增加运动强度和种类，增加一些耐力和力量练习，这样会增强身体柔韧性，有助于控制体重，为分娩做准备。

但是要尽量选择动作轻柔的运动，避免跳跃性动作，因为孕妈妈的腹部越来越大，身体重心发生变化，跳跃性动作会让身体失去平衡，容易摔倒而发生意外。

• 不要为了控制体重而随意增加运动强度和时间

孕期合理控制体重是非常重要的，但不要随意增加运动强度，否则会加重身体的疲劳感，影响锻炼效果。孕妈妈应了解自己的身体情况，在身体状态允许的情况下，适当增加运动强度和时间，给身体一个适应的过程。运动贵在坚持，让身体一直处于舒适状态，也有利于身心健康。

• 猫式伸展运动

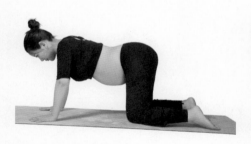

❶ 四脚板凳式，小腿及脚背紧贴垫子，十指张开撑地，指尖向前，手臂、大腿挺直，与地面成直角。注意腰背要挺直，上半身与地面平行。

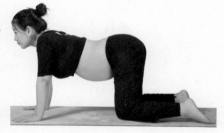

❷ 吸气，抬头，打开胸腔，臀部翘起，坐骨打开，感觉体前侧完全展开。

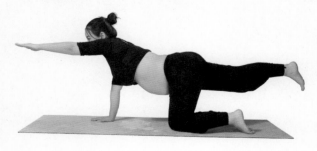

❸ 右手撑地，左手向前平伸，同时抬右腿。持续 1 分钟后，换相反方向做动作。

孕晚期适当减少运动频率，放慢节奏

进入孕晚期，孕妈妈的身体变化更显著：双脚变得沉重；肩背、腰部疼痛；腿部抽筋次数增加；变大的肚子会影响身体重心，走路有些不太稳了。孕妈妈运动时要特别关注身体的耐受力，应适当降低动作难度，减少运动频率和每次运动的时间，避免让身体疲劳，以免增加不适感。

• 不要做平衡类和仰卧类运动

孕晚期，孕妈妈的肚子已经很大了，身体重心会发生改变，就算是走在平地上或站立着，有的孕妈妈也会感觉身体没有以前那么稳了。孕晚期的运动要减少平衡性的体位练习，以免摔倒。孕晚期也不宜做仰卧类运动，因为子宫日益增大，有不同程度的右旋，会压迫下腔静脉，而下腔静脉位于脊柱的右前方，仰卧姿势会加重压迫，导致血流不畅。

• 有助于打开骨盆的坐姿摇摆运动

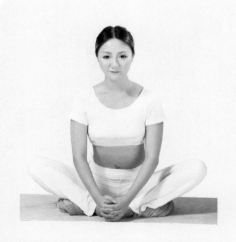 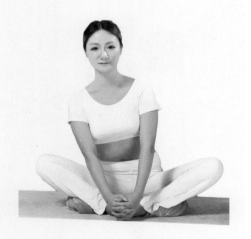

❶ 取坐姿，最好坐在软垫或毯子上，两脚脚心相对，上身挺直，双手交握，握住脚尖。

❷ 双手双臂保持不动，使整个上半身向右摆动，然后依次按照后、左、前的顺序自然摆动一圈，停下来休息1~2秒，再重复动作。期间两腿可随身体而动。

PART 2

长大脑、长骨骼，胎宝宝需要哪些营养素

孕期哪些营养素要加量

营养素	孕前	孕期
蛋白质	55 克	孕早期 55 克
		孕中期 70 克
		孕晚期 85 克
叶酸	400 微克	600 微克
维生素 A	700 微克	孕早期 700 微克
		孕中晚期 770 微克
维生素 B_1	1.2 毫克	孕早期 1.2 毫克
		孕中期 1.4 毫克
		孕晚期 1.5 毫克
维生素 B_2	1.2 毫克	孕早期 1.2 毫克
		孕中期 1.4 毫克
		孕晚期 1.5 毫克
钙	800 毫克	孕早期 800 毫克
		孕中晚期 1000 毫克
铁	20 毫克	孕早期 20 毫克
		孕中期 24 毫克
		孕晚期 29 毫克
碘	120 微克	230 微克
锌	7.5 毫克	9.5 毫克

蛋白质 胎宝宝生长发育的基础物质

不同孕期蛋白质的每日需求量

孕1~3月	孕4~7月	孕8~10月
55克	70克	85克

蛋白质补得好，胎宝宝发育好

蛋白质是构成胎宝宝心脏、肌肉、大脑的基本物质，胎宝宝的生长发育离不开蛋白质。胎盘和乳房等组织的增长都需要蛋白质，蛋白质还能促进产后乳汁的分泌。

孕妈妈随着孕期身体的变化、血容量的增加、胎宝宝的生长等，需要从食物中摄取大量蛋白质。优质蛋白质可以帮助建造胎盘，促进胎宝宝脑部发育，帮助胎宝宝合成内脏、肌肉、皮肤和血液。

首选优质蛋白质，三餐都要吃

蛋白质有品种差异，蛋白质含量高的食物不一定蛋白质质量就好。蛋白质的质量取决于所含的氨基酸种类是否全面，以及是否容易被消化吸收。蛋白质的氨基酸模式接近人体需要、容易被消化吸收的，就是优质蛋白质，也称完全蛋白质，与之相对的是非优质蛋白质，即不完全蛋白质。

非优质蛋白质

- **杂豆类** • 红豆、绿豆、鹰嘴豆等
- **谷物类** • 大米、小米、薏米、燕麦、荞麦等

优质蛋白质

- **大豆及其制品** • 黄豆、黑豆、青豆、豆腐、豆腐皮等
- **蛋类** • 鸡蛋、鸭蛋、鹌鹑蛋等
- **畜禽肉及鱼虾类** • 瘦畜肉，去皮禽肉，各类鱼、虾等
- **奶及奶制品** • 牛奶、奶酪、酸奶等

对于孕妈妈来说，优质蛋白质的摄入量应该占到蛋白质摄入总量的一半。从动物性食物中摄取蛋白质时，要避免摄入过多脂肪和胆固醇。谷物类、杂豆类、薯类等植物性食物虽然蛋白质含量不高，却是人们必不可少的主食，是膳食蛋白质的重要来源，在饮食中应注意谷物类与豆类的搭配以实现蛋白质互补，从而提高蛋白质吸收率。此外，三餐都来点优质蛋白食物，而不是放在一餐吃，这样更利于身体利用蛋白质。

常见食物中的优质蛋白质含量（每100克可食用部分）

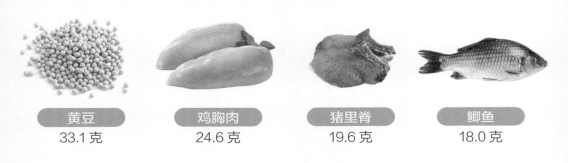

黄豆	鸡胸肉	猪里脊	鲫鱼
33.1 克	24.6 克	19.6 克	18.0 克

宝石妈
经验谈

经常吃豆制品补蛋白质

我原本就喜欢吃豆制品，怀孕后查出妊娠糖尿病，需要控制肉蛋类的摄入量，我就主要通过吃豆制品来补充蛋白质了。豆腐、腐竹、豆皮都可以做出很多花样，而且不含胆固醇。

蛋白质不要补过量

蛋白质缺乏会影响胎宝宝的生长发育，但是不能补过量，否则会带来很多问题。蛋白质经由肾脏代谢，摄入过多会加重肾脏负担；肉蛋类虽含有丰富的优质蛋白质，但摄入过多会导致胆固醇、脂肪等过量，容易导致孕妈妈肥胖，甚至引发妊娠糖尿病、妊娠高血压，因此孕妈妈补蛋白质一定不要过量。

鲫鱼炖豆腐

材料　鲫鱼1条(约200克),豆腐200克。

调料　姜片、葱段、葱花、香菜段、盐各3克,白酒、料酒各10克。

做法

1　鲫鱼去鳞、内脏,清洗干净,在鱼身抹适量白酒、盐,腌渍10分钟。

2　将豆腐切成小块,放入烧开的淡盐水中,烫3分钟后捞出,沥干水分备用。

3　锅置火上,倒入适量油烧热,放入姜片爆香,放入鲫鱼,将鱼两面煎至微黄,倒入适量水,放葱段、料酒,大火煮开后改小火煮20分钟。

4　待到鱼汤呈乳白色时,加盐,放入豆腐块,再煮5分钟,放葱花、香菜段调味即可。

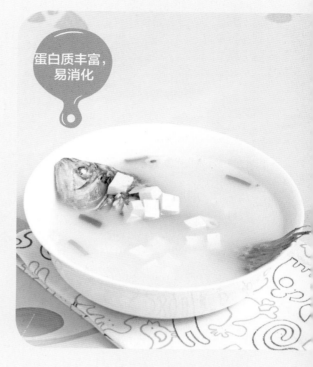

蛋白质丰富,易消化

四喜黄豆

材料　黄豆120克,青豆、胡萝卜、莲子、瘦肉各30克。

调料　盐、白糖各2克,料酒、水淀粉各适量。

做法

1　将材料分别洗净,瘦肉切粒,胡萝卜去皮切粒,黄豆、青豆用清水浸泡2小时后煮熟备用,莲子煮熟。

2　瘦肉粒中加适量盐、料酒、水淀粉腌好,倒油锅中炒熟,再加入黄豆、青豆、胡萝卜粒和莲子。

3　将熟时,加入盐、白糖调味,再加入水淀粉勾芡即可。

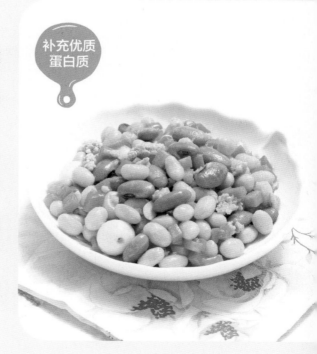

补充优质蛋白质

碳水化合物 最主要的热量来源

不同孕期碳水化合物的每日需求量

孕 1~3 月	孕 4~7 月	孕 8~10 月
130 克	130 克	130 克

碳水化合物在孕期的重要作用

葡萄糖能为大脑提供热量，而碳水化合物则是葡萄糖的主要供应者。碳水化合物提供的热量应占到每日总热量的 50%～65%。碳水化合物是人体最主要、最直接的热量来源，对维持胎宝宝的神经系统发育和心脏发育具有重要作用。所以尽管孕早期胃口不好，也要尽量保证每天摄入足量的主食以及适量的蔬果，可选择自己喜欢的食物和烹调方法。

孕妈妈缺乏碳水化合物有什么危害

孕妈妈需要的热量主要由碳水化合物来供给，当膳食中缺乏碳水化合物的时候，机体就要动用构成身体成分的蛋白质来满足对热量的需求。同时，体内储存的脂肪以及从食物中摄入的脂肪也会分解供能。这个过程容易产生酮体，导致酮血症和酮尿症。因此，孕妈妈要保证每日的碳水化合物摄入。

碳水化合物主要由哪些食物供给

全麦及全麦制品、大米、面粉、糙米、豆类、薯类、蔬菜、水果等可以作为孕妈妈膳食碳水化合物的主要来源。粗粮保留了更多的膳食纤维、B 族维生素和矿物质，进入人体后可以缓慢释放热量，不会导致血糖大幅升高，可预防孕期便秘、妊娠糖尿病、血脂异常等疾病。

平时在做米饭或粥的时候，可以加把豆子，比如红豆、绿豆、芸豆、豌豆、蚕豆等，还可以加入糙米、大麦、玉米碎、燕麦等，这样一来，热量会比白米饭低许多，还能增加饱腹感。爱吃面食的孕妈妈，可在精白面粉中加些玉米面、黄豆粉、紫薯粉等。

虽然吃粗粮有很多好处，但是也不要走极端，只吃粗粮不吃细粮也是不行的，粗细粮搭配才是最好的，比如一个星期可以吃三四顿粗粮。

减少精制碳水化合物的摄入

精制碳水化合物就是加工得非常精细的碳水化合物类食物。有的精制碳水化合物甚至加工到了仅仅留住其中甜味的程度。各种精制糖，如白糖、红糖、麦芽糖、葡萄糖、糖浆等都属于这一类。白面包、白米饭、起酥面包等和精制糖有相似的效果，会导致血糖突然升高，多余的碳水化合物会转化为脂肪储存在体内。孕妈妈不宜多吃此类食物，但在饥饿状态或者低血糖状态时可以进食此类食物，以迅速补充血糖。

孕妈妈可以适当多吃薯类

薯类包括土豆、红薯、山药、芋头等，虽然淀粉含量比普通蔬菜高，却是低脂肪、高膳食纤维食物，饱腹感强，可以润肠通便。用薯类替代一部分精白米面，能增加钾、维生素 B_1 和维生素 C 的摄入量，减少热量的摄入，防止体重增加太多，对于控制血压也有益处。

此外，薯类还普遍含有抗氧化的多酚类成分，比如紫薯含花青素。而山药和红薯等膳食纤维含量高，可预防便秘、肠癌。薯类可以代替部分精白米面当主食食用，但是最好不加油、盐、糖，不油炸，宜采用蒸、煮、烤等方式，比如烤红薯、蒸土豆等。

宝石妈
经验谈

孕期这样吃主食

为了控制血糖，我对主食算得上比较有研究，总结起来就是要控制总量。孕早期主食每天不少于200克就行，孕中晚期宝宝生长加速，可以多吃一些，但是最好增加薯类和豆类的摄入量，主食可达到每天350~400克，并且一定要粗细粮搭配，粗细粮比例为1:4。

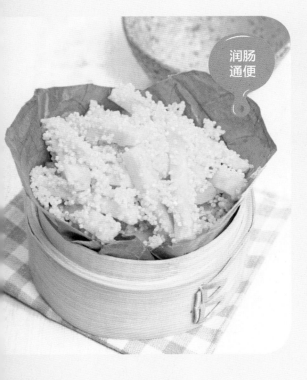

润肠通便

荷香小米蒸红薯

材料 小米 80 克,红薯 250 克,荷叶 1 张。

做法

1 红薯去皮,洗净,切条;小米洗净,浸泡 30 分钟;荷叶洗净,铺在蒸屉上。

2 将红薯条在小米中滚一下,裹满小米,排入蒸笼中,蒸笼上汽后,蒸 30 分钟即可。

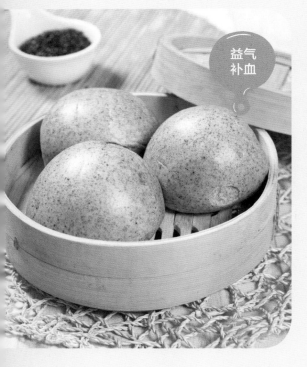

益气补血

紫米面馒头

材料 面粉 200 克,紫米面 100 克,酵母粉 3 克。

做法

1 酵母粉用适量水化开,放入装有面粉、紫米面的盆中搅匀,再加入适量水搅匀,揉成面团,放在温暖处发酵至原体积的 2 倍大。

2 再用力揉 10 分钟左右至面团光滑,擀成长方形,由上向下卷成圆柱形,用刀切成若干均匀的剂子,揉成圆形生坯。

3 将生坯放入铺好湿布的蒸屉上醒发 20 分钟,大火烧开后转中火蒸 15 分钟,关火闷 2 分钟即可。

脂肪 促进胎宝宝大脑和神经发育

不同孕期脂肪的每日需求量

孕1~3月	孕4~7月	孕8~10月
α-亚麻酸 0.6%总热量	α-亚麻酸 0.6%总热量	α-亚麻酸 0.6%总热量
亚油酸 4%总热量	亚油酸 4%总热量	亚油酸 4%总热量

注：此为脂肪酸占总热量的百分比。

脂肪在孕期的重要作用

脂肪中的必需脂肪酸是构成胎宝宝神经细胞和髓鞘的重要物质，对于大脑发育和神经系统的完善至关重要，还能促进视网膜的发育。脂肪还能促进维生素 A 等脂溶性维生素的吸收。脂肪按脂肪酸的组成分为饱和脂肪酸、不饱和脂肪酸，不饱和脂肪酸中的亚油酸和 α-亚麻酸是人体必需脂肪酸，只能从食物中获取。

孕妈妈缺乏脂肪的危害

孕妈妈体内如果缺乏脂肪，会直接影响胎宝宝的智力发育及视觉发育，对其记忆力、专注力、判断力等能力的发展也有影响。

但是孕妈妈不宜摄入太多脂肪，否则容易导致孕期肥胖、妊娠高血压、妊娠糖尿病等，还容易导致巨大儿，增加分娩难度。

哪些是好脂肪，哪些是坏脂肪

"好脂肪"是指富含不饱和脂肪酸（包括单不饱和脂肪酸和多不饱和脂肪酸）的脂肪，有助于调节血脂，比如鱼肉、去皮禽肉中的脂肪酸多为不饱和脂肪酸。

"坏脂肪"是指饱和脂肪酸多的脂肪，主要存在于畜肉类脂肪中，特别是牛羊肉脂肪中，过多摄入容易引起动脉硬化等心血管疾病及癌症、肥胖等。

坏脂肪食物	好脂肪食物
饱和脂肪酸和反式脂肪酸为主	不饱和脂肪酸为主
畜类： 猪肉、牛肉、羊肉等（此处主要指肥肉以及肥瘦相间的畜肉）	**禽类：** 鸭肉、鹅肉等
甜点： 蛋糕、曲奇饼干等	**鱼类：** 带鱼、鲫鱼、草鱼、三文鱼等
油脂类： 黄油、猪油等	**植物油：** 橄榄油、亚麻籽油等
要少吃甚至不吃	用这些食物来提供每天所需的脂肪量

① 食用油以植物油代替黄油、猪油等。

② 肉类多用白肉替换红肉。

③ 奶类多用低脂奶代替全脂奶。

④ 零食多用天然食物代替加工食品。

天然 DHA 堪称胎宝宝的"脑黄金"

　　DHA（二十二碳六烯酸）是多不饱和脂肪酸，是构成胎宝宝大脑皮质神经膜的重要物质，能维护大脑细胞膜的完整性。从孕 18 周开始直到产后 3 个月，是宝宝大脑中枢神经元分裂和成熟最快的时期，持续补充高水平的 DHA，有利于宝宝的大脑发育。

DHA的三大来源

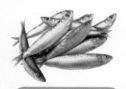

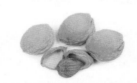

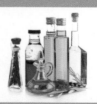

鱼类	干果类	烹调油
DHA 含量高的鱼类一般是深海鱼类，如沙丁鱼、金枪鱼、秋刀鱼等。	核桃、杏仁、花生、黑芝麻等食物含有 α-亚麻酸，它可在人体内转化成 DHA，孕妈妈可以多食用这些食物。	有些植物油含有较多的 α-亚麻酸，α-亚麻酸在人体内可以转化为 DHA，所以也是 DHA 的一个来源。富含 α-亚麻酸的植物油有亚麻籽油、核桃油等。

清蒸鲈鱼

材料 鲈鱼1条（750克），红椒50克。

调料 姜片、姜丝各15克，橄榄油、葱段各5克，葱丝4克，料酒、生抽各10克，盐少许。

做法

1 鲈鱼去内脏、鱼鳃、鱼鳞，清洗干净，两面划上十字花刀；红椒洗净切丝。

2 在鱼身两面抹上少量料酒和盐，腌20分钟，盘中铺上葱段和姜片，放入鲈鱼，入开水锅中大火蒸8分钟，关火后虚蒸5分钟，出锅，倒出盘子里的汤汁（留用）。

3 炒锅置火上，倒入橄榄油烧热，倒入姜丝、红椒丝、葱丝爆香，淋入蒸鱼汤汁、生抽小火烧开，淋在鱼身上即可。

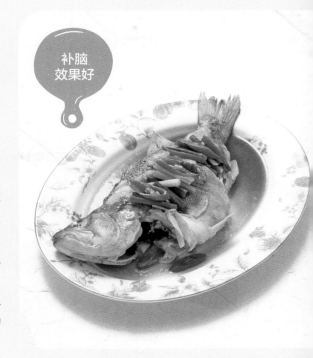

补脑效果好

香菇滑鸡粥

材料 大米、鸡胸肉各100克，鲜香菇80克，生菜20克，蛋清适量。

调料 盐、香油、淀粉、料酒各适量。

做法

1 大米洗净；香菇洗净，去蒂，切片；鸡胸肉洗净，切丝，加蛋清、淀粉、料酒抓匀，腌渍5分钟；生菜洗净，切丝。

2 大米放入高压锅中，加清水大火烧开，转小火煮20分钟，然后将香菇片、鸡胸肉丝放入锅内，再煮3分钟，最后放入生菜丝关火，加盐、香油调匀即可。

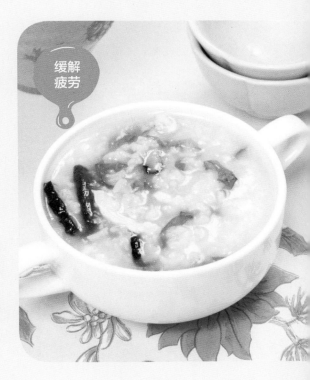

缓解疲劳

钙 构建胎宝宝的骨骼和牙齿

不同孕期钙的每日需求量

孕 1~3 月	孕 4~7 月	孕 8~10 月
800 毫克	1000 毫克	1000 毫克

钙在孕期的重要作用

钙是牙齿和骨骼的主要成分，到出生时，胎宝宝的全部乳牙在牙床内形成，第一恒牙也已钙化，宝宝牙齿发育好坏与胎儿时期钙的摄入量有关。

孕妈妈缺钙的危害

如果孕妈妈钙储存不足，胎宝宝会从母体争夺大量的钙来满足自身的需要，会影响母体的骨密度，导致母体骨质软化。孕妈妈缺钙严重，胎宝宝也可能出现先天性佝偻病或缺钙抽搐。

哪些症状表明孕妈妈缺钙了

牙齿松动　钙是牙齿的主要成分，缺钙会造成牙釉质发育异常、牙齿抗龋能力降低、硬组织结构疏松。如果孕妈妈感觉牙齿松动，可能是缺钙了。

关节、骨盆疼痛　为保证孕期血液中的钙浓度维持在正常范围内，在激素的作用下，孕妈妈骨骼中的钙会大量释放出来，从而引起关节、骨盆疼痛。

小腿抽筋　这是缺钙的重要信号，很多孕妈妈会在孕中期出现小腿抽筋。但小腿抽筋不一定都是缺钙引起的，坐姿、睡姿不正确，过度疲劳都可能引起小腿抽筋。

多吃高钙食物，并补充维生素 D

孕妈妈从食物中补钙，奶及奶制品为最佳选择，不仅含钙量高，吸收率也高。因此，孕中晚期每天都要喝300~500毫升牛奶，或食用与之相当的其他奶制品。同时要增加高钙食物，如大豆及其制品的摄入。

此外，海带、坚果、芝麻酱、紫菜、某些绿叶菜也含有较多钙，都是孕期膳食补钙的好来源。

维生素 D 是一种脂溶性维生素。维生素 D 可以全面调节钙代谢，增加钙在小肠的吸收，维持血液中钙和磷的正常浓度，促使骨和软骨正常钙化。

天然食物中维生素 D 主要来源于动物性食物，如深海鱼、鱼肝油等。另外一个维生素 D 的主要来源是晒太阳，孕妈妈可以在阳光较好的时段进行户外活动，有助于体内维生素 D 的合成。

什么情况需要补钙片

孕早期时，每天需要摄入800毫克钙，一般从食物中获取就可以满足所需量。但是从孕中期起，每天需要摄入1000毫克钙，这个阶段是胎宝宝骨骼形成的关键时期，如果孕妈妈每天不能摄入300毫升牛奶和200克豆腐（或当量的豆制品），膳食钙的摄入量就很难达到推荐值，应该在饮食补充的同时，每天补充1片钙片。

对于不喝奶、不吃蛋、不吃坚果，连豆腐也很少吃的孕妈妈，要遵医嘱通过服用钙片补钙，以免引起或加重妊娠高血压和子痫。

**李大夫
有话说**

乳糖不耐受的孕妈妈怎么办

1.喝牛奶的时候可以采用少量多次的方法，让肠道逐渐习惯，尽量克服乳糖不耐受。

2.一定不要空腹喝牛奶，可以先吃一些面包、馒头等主食以降低不适感。

3.可以用酸奶代替牛奶，因为酸奶是经过发酵的，在发酵过程中大部分乳糖已经被分解为乳酸，所以乳糖不耐受的人适合饮用。

4.可以选择低乳糖牛奶，比如舒化奶。

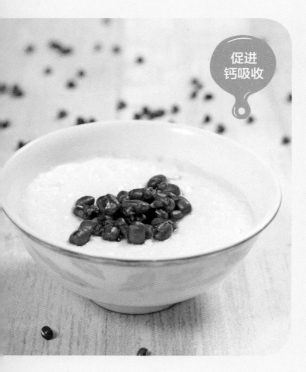

促进钙吸收

红豆双皮奶

材料 牛奶1袋（250克），熟红豆20克，蛋清适量。

调料 白糖3克。

做法

1 蛋清中加入白糖搅拌均匀。

2 牛奶用中火煮开，倒入碗中，放凉后表面会结成一层奶皮，将牛奶倒进蛋清中，碗底留下奶皮。

3 将蛋清牛奶混合物沿碗边缓缓倒进留有奶皮的碗中，奶皮会自动浮起来，蒙上保鲜膜，隔水蒸15分钟，关火闷5分钟，冷却后加上熟红豆即可。

功效 牛奶含钙量高，以牛奶为原料做成的食物美味又补钙。

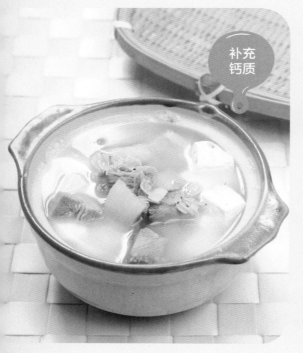

补充钙质

排骨豆腐虾皮汤

材料 排骨250克，豆腐300克，虾皮5克，洋葱50克。

调料 姜片、料酒、盐各适量。

做法

1 排骨洗净，斩段，用沸水焯烫，撇去浮沫，捞出沥干水分；豆腐切块；洋葱去老皮，洗净，切片；虾皮泡洗干净。

2 将排骨段、姜片、料酒放入砂锅内，加入适量水煮沸，小火炖煮至七成熟，加豆腐块、洋葱片，继续炖煮至熟，撒入虾皮，加盐调味即可。

功效 排骨、虾皮和豆腐都是富含蛋白质、钙的食物，这道菜营养丰富，可有效补充多种营养素，防治骨质疏松。

铁 促进造血

不同孕期铁的每日需求量

孕 1~3 月	孕 4~7 月	孕 8~10 月
20 毫克	24 毫克	29 毫克

铁在孕期的重要作用

铁能够参与血红蛋白的形成，促进造血，还参与氧的运输和热量代谢。孕妈妈整个孕期对铁的需求量都比较大，如果铁的摄入量不足，孕妈妈可能会发生缺铁性贫血。母体缺铁，胎宝宝的发育也会受到影响，不仅会影响其智力发育，还容易出现早产等不良后果。

孕妈妈缺铁的危害

孕妈妈如果贫血严重，就会出现心跳加快、疲乏无力、食欲减退、情绪低落等症状，还会增加妊娠高血压综合征的发生率，导致机体抗病能力下降，引起分娩时宫缩不良、产后出血、失血性休克等。

血常规告诉你是否贫血

怀孕期间的女性血容量能增加 1300 毫升左右，但增加的主要是血浆，血液由血浆和血细胞组成，如果红细胞没有增加，就会导致生理性贫血。贫血是孕期常见的问题，孕妈妈可以通过血常规和铁营养状况的检查来知悉自己是否贫血或缺铁，其中血清铁蛋白及血红蛋白是最敏感的指标。

哪些食物是补铁大户，哪些食物中的铁吸收率差

动物肝脏、动物血、各种红肉是铁的最佳来源，不仅含量高，而且这些食物所含的铁为血红素铁，在人体的吸收利用率高于其他食物。

植物性食物，比如豆类、蔬菜和谷物中的铁，属于非血红素铁，在人体的吸收率比较差，而植物性食物中的植酸、草酸等也会影响铁的吸收，因此补铁效果不是很理想。但一些含铁量比较高的植物性食物可以作为补铁的次要选择，如黄豆、小米、红枣、桑葚、豌豆苗、黑芝麻、木耳等。

富含维生素 C 的食物可促进铁吸收

维生素 C 可以促进铁的吸收，帮助制造血红蛋白，改善孕妈妈的贫血症状。维生素 C 多存在于蔬果中，如橙子、猕猴桃、樱桃、柠檬、西蓝花等均含有丰富的维生素 C。孕妈妈可以在进食高铁食物时搭配吃一些富含维生素 C 的蔬果，或喝一些此类蔬果打制的蔬果汁，都是促进铁吸收的好方法。咖啡和茶含有酚类化合物，会影响铁的吸收，孕妈妈要慎重对待。

什么情况需服用铁剂

对某些孕妈妈来说，孕期仅从饮食中摄取铁，有时还不能满足身体的需要。对于饮食中铁摄取不足，或者出现明显缺铁性贫血的孕妈妈，应在医生的指导下服用胃肠容易接受和吸收的铁剂。

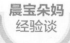

晨宝朵妈
经验谈

服用铁剂要注意什么

我在孕期也存在贫血的情况，当时按照医生的建议服用铁剂，但是需要注意一些细节。

1. 为了减少铁剂对胃肠道的刺激，最好在两餐之间服用。

2. 用水送服，服用完铁剂后可吃些富含维生素 C 的水果，如橙子、猕猴桃等。

3. 钙会干扰铁的吸收，含钙量高的食物如奶及奶制品等会降低铁的吸收率，因此这类食物不要和铁剂同时吃，要间隔 1~2 小时。

韭菜烧猪血

材料 猪血 200 克，韭菜 100 克。

调料 葱花、盐各适量。

做法

1. 猪血洗净，切块；韭菜择洗干净，切寸段。

2. 油锅烧热，撒入葱花炒出香味，倒入猪血块翻炒均匀，加少许清水大火烧沸，转小火烧 8 分钟，放入韭菜段炒熟，用盐调味即可。

功效 猪血富含铁，在人体的吸收率很高；韭菜富含膳食纤维、β-胡萝卜素等物质，可以通便、防便秘。

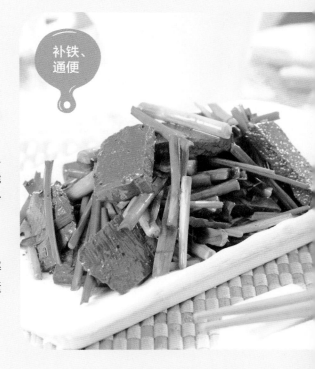

补铁、通便

茶树菇蒸牛肉

材料 牛肉 200 克，茶树菇 150 克。

调料 姜末、料酒各 5 克，蒜蓉、蚝油、水淀粉各 10 克。

做法

1. 牛肉洗净、切薄片，加料酒、姜末、蚝油、水淀粉腌制 10 分钟。

2. 茶树菇去蒂，泡洗干净，放入盘中。

3. 将腌好的牛肉片放在茶树菇上，上面再铺一层蒜蓉，入锅蒸 15 分钟即可。

功效 茶树菇富含人体必需氨基酸，能促进代谢、增强免疫力；牛肉富含铁和优质蛋白质，可以补血、补虚、增强体力。

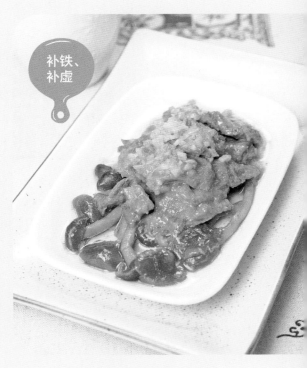

补铁、补虚

碘 合成甲状腺素的物质

不同孕期碘的每日需求量

孕1~3月	孕4~7月	孕8~10月
230 微克	230 微克	230 微克

碘在孕期的重要作用

碘是人体甲状腺素的组成成分，是维持人体正常发育不可缺少的元素，对胎儿、新生儿、儿童和成人都可能产生影响。胎儿期如果缺碘，会导致大脑皮质发育不全，还可能引起克汀病。孕妈妈如果缺碘，可能引起胎儿大脑发育迟缓，甚至可能流产。

碘缺了不行，补多了也不行

适宜的碘摄入量对孕妈妈维持自身及胎儿体内碘平衡有着决定性作用。过量摄入碘，对孕妈妈及胎儿也有危害，有可能会引起高碘性甲状腺肿等疾病，继而导致甲状腺功能减退。孕妈妈患甲减，容易导致流产、早产、胎儿先天畸形、胎儿智力发育障碍等不良后果。如果孕期碘摄入过量，碘经胎盘进入胎儿体内，极易使胎儿出现甲状腺功能减退或甲状腺肿。

可乐妈 经验谈

饮食补碘效果好

我怀孕4个月时，有一次产检发现尿碘80微克/升，偏低，医生让我多补碘，我就在烹调使用加碘盐的同时，每周吃2次海产品，比如紫菜、海带等，复查的时候尿碘就正常了。一次尿碘低不要过于担心，可能只是近期饮食有偏差，调理一下及时复查，如果排除了饮食因素，医生会根据实际情况做进一步的检查并指导用药。

怎样获取足够的碘

人体所需的碘，七八成来自食物，其次为饮用水和食盐。海洋生物的含碘量很高，如海带、紫菜、鲜海鱼、干贝、海参、海蜇等。陆地动物性食物含碘量高于植物性食物，蛋类、奶类含碘量相对较高，其次为肉类，植物性食物含碘量最低。

常见食物中的碘含量
（每100克可食用部分）

紫菜（干）	豆腐干
4323.0 微克	46.2 微克
海带（鲜）	开心果
113.9 微克	10.3 微克
虾皮	鸡肉
264.5 微克	12.4 微克
海米	牛瘦肉
394.0 微克	4.1 微克

食用碘盐要注意什么

每克碘盐含碘 20~30 微克，所以我们可通过食用碘盐这一简单、安全、有效和经济的补碘措施，来预防碘缺乏。

碘盐是用碘酸钾按一定比例与普通食盐混匀。由于碘是一种比较活泼、易挥发的元素，含碘食盐在储存期间可损失 20%~25% 的碘，如果烹调方法不当又会损失 15%~50% 的碘，所以需要正确使用碘盐。

李大夫有话说

甲减是否都需要补碘

碘缺乏会引起甲状腺功能减退，但并不是所有的甲状腺功能减退都是由缺碘引起的。引起甲减的原因主要有以下几个方面。

1.饮食中碘摄入不足导致合成甲状腺素的原料缺乏，引起甲状腺功能减退。

2.自身免疫问题造成甲状腺腺体的损害，从而导致甲减。

3.甲亢手术或放射性核素治疗引起甲减。

4.垂体或下丘脑病变引起甲状腺激素分泌异常而导致甲减。

如果孕妈妈出现甲减，应先确定甲减发生的原因，对症治疗。如果检查显示甲减是由碘摄入不足引起的，可以通过增加食物中碘的摄入量来治疗，比如使用孕妇碘盐，多摄入海带、紫菜等含碘高的食物，并定期进行甲状腺功能和尿碘水平的检测。

1 不能放在温度较高、阳光直射的地方

2 储存容器要加盖并盖严

3 快取快盖，不要让盐长时间曝露在空气中

4 应在菜即将出锅时加盐，防止高温挥发减少含碘量，降低效果

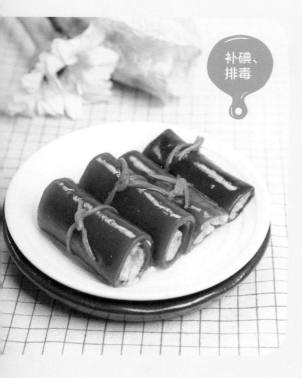

海带肉卷

材料 泡发海带100克，肉馅100克，豆腐、鲜香菇各50克。

调料 盐3克，酱油、水淀粉、淀粉各10克，葱末、姜末、香油、香菜梗各2克。

做法

1 泡发海带洗净，切大片；鲜香菇洗净，去蒂，切粒；豆腐碾碎，加肉馅、葱末、姜末、香菇粒，放酱油、盐、水淀粉、香油调味；香菜梗稍烫。

2 将海带铺平，撒淀粉，酿上肉馅卷成卷，扎上烫好的香菜梗，上笼蒸熟，将原汁勾芡浇在上面即可。

功效 海带富含碘、可溶性膳食纤维，可帮助孕妈妈补充碘，降低胆固醇。

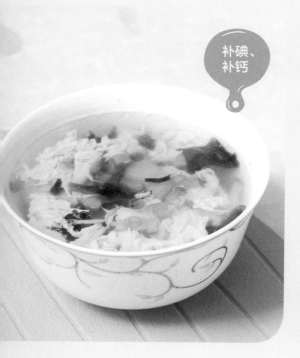

紫菜虾皮蛋花汤

材料 紫菜5克，虾皮10克，黄瓜50克，鸡蛋1个。

调料 盐2克，葱花、香油各适量。

做法

1 紫菜洗净，撕碎，与虾皮放碗中；鸡蛋磕开，搅匀；黄瓜洗净，切片。

2 锅置火上，放油烧热，加入葱花炝香，放适量水烧开，淋入鸡蛋液。

3 待蛋花浮起时，放黄瓜片，加盐、香油，将汤倒入紫菜碗中即可。

功效 紫菜富含碘，碘被人体吸收后可合成甲状腺素，有助于促进胎宝宝甲状腺的生长发育。

锌 促进胎宝宝生长、预防畸形

不同孕期锌的每日需求量

孕 1~3 月	孕 4~7 月	孕 8~10 月
9.5 毫克	9.5 毫克	9.5 毫克

锌在孕期的重要作用

锌是生长发育的必需物质，常被誉为"生命的火花"，人体的生长发育都离不开它。锌可以促进胎宝宝神经系统的健康发育，预防先天畸形，锌对于胎宝宝骨骼和牙齿的形成、头发的生长都是有帮助的。

哪些食物富含锌

对于大多数孕妈妈来说，通过饮食补锌即可，经常吃牡蛎、动物肝脏、牛瘦肉、鱼、核桃、瓜子、粗粮等富含锌的食物，能起到较好的补锌作用。

但一般来说，动物性食物中的锌吸收率高，由于植酸、鞣酸和膳食纤维等因素的影响，植物性食物中的锌吸收率较低。

常见食物中的锌含量（每100克可食用部分）

扇贝（鲜）	牡蛎	酱牛肉	奶酪	葵花子（炒）
11.69 毫克	9.39 毫克	7.12 毫克	6.97 毫克	5.91 毫克
猪肝	牛肉	腰果（熟）	豆腐皮	黄豆
3.68 毫克	4.70 毫克	5.30 毫克	4.08 毫克	3.34 毫克

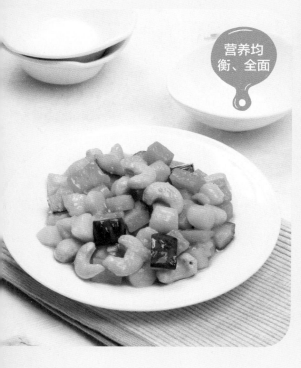

腰果鲜贝

材料 鲜贝 250 克，熟腰果 50 克，黄瓜、胡萝卜各 100 克。

调料 姜片、料酒各 5 克，盐 3 克，水淀粉 15 克。

做法

1 鲜贝洗净，焯烫一下，捞出沥干；黄瓜洗净，切丁；胡萝卜洗净，去皮，切丁。

2 锅内放油烧热，爆香姜片，放入鲜贝和料酒翻炒均匀，再放入腰果、黄瓜丁和胡萝卜丁，加盐调味，用水淀粉勾芡即可。

功效 鲜贝富含锌、硒、钙等矿物质和优质蛋白质，腰果富含维生素E，胡萝卜富含胡萝卜素等，能提供丰富而全面的营养。

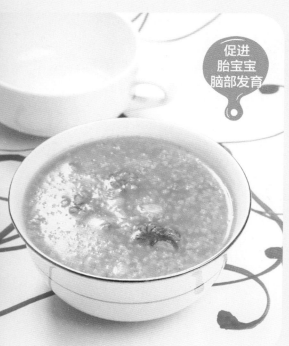

核桃花生粥

材料 核桃仁 30 克，花生米 30 克，小米 40 克。

做法

1 核桃仁稍微掰碎；小米洗净；花生米泡 2 小时。

2 将小米放入锅中，加足量水，大火煮 15 分钟，加入核桃仁、花生米，大火烧开，转用小火慢慢熬至浓稠即可。

功效 核桃所含的锌和锰是脑垂体的重要成分；花生中的谷氨酸和烟酸可促进细胞发育、增强大脑记忆力。二者搭配食用，健脑益智效果好。

维生素 A 促进胎宝宝视力发育

不同孕期维生素 A 的每日需求量

孕 1~3 月	孕 4~7 月	孕 8~10 月
700 微克	770 微克	770 微克

维生素 A 在孕期的重要作用

维生素 A 可以促进胎宝宝视力的发育，保证视紫红质的合成。视紫红质对弱光敏感，能刺激视神经形成视觉。缺乏维生素 A 会引发夜盲症。

维生素 A 还能维持胎宝宝骨骼的正常发育、生长，以及生殖功能的发育，能促进蛋白质的生物合成和骨骼分化。孕妈妈如果缺乏维生素 A，会直接影响胎宝宝的发育和生殖功能的完善。

孕妈妈缺乏维生素 A 的危害

孕妈妈缺乏维生素 A 时，自身表现为皮肤、黏膜干燥，抵抗力下降，暗视力障碍，而胎宝宝皮肤系统、骨骼系统、生殖系统、免疫系统的生长发育也会受到影响。

但也不能过量摄入，长期过量摄入维生素 A 会引起维生素 A 中毒，对胎宝宝有致畸作用。

孕妈妈如何补充维生素 A

维生素 A 只存在于动物性食物中，而绿色、黄色、红色的植物性食物含有的 β - 胡萝卜素等类胡萝卜素可在体内转化为维生素 A，称为维生素 A 原，这也是获取维生素 A 的一个重要途径。

1 食用动物性食物

维生素 A 的最佳来源是动物肝脏、猪肉、牛肉、羊肉、鸡蛋黄等。但是因为动物性食物中的胆固醇和脂肪含量相对较高，不宜多吃，可以配合方案二进行补充。

常见动物性食物中的维生素 A 含量（每 100 克可食用部分）

羊肝	鸡肝
20972 微克	10414 微克

猪肝	鸡蛋
6502 微克	310 微克

猪瘦肉
44 微克

2 食用富含胡萝卜素的食物

维生素 A 原的良好来源是富含 β - 胡萝卜素的黄绿色蔬果，如西蓝花、胡萝卜、红薯、茴香、荠菜、芒果等。β - 胡萝卜素除了可以转化成维生素 A，还有抗氧化的作用，可帮助降低胆固醇，降低心脏病的发生风险。蔬菜做熟吃，或和其他含有油脂的食物一起吃，才可以更好地吸收胡萝卜素。

常见植物性食物中的胡萝卜素含量（每 100 克可食用部分）

胡萝卜	油菜
4107 微克	1460 微克

茴香	小白菜
2410 微克	1853 微克

韭菜
1596 微克

李大夫
有话说

避免胡萝卜素血症

胡萝卜素血症是富含胡萝卜素的食物摄入过多而引起的。胡萝卜素摄入过多一般不会引起维生素A过多症，但可使血中胡萝卜素水平增高，导致黄色素沉积在皮肤和皮下组织而出现黄染，停止摄入后2~6周可自行缓解，但孕妈妈要避免此类情况的发生。

南瓜沙拉

材料 南瓜 300 克，胡萝卜 50 克，豌豆 30 克。

调料 沙拉酱 20 克，盐 3 克。

做法

1 南瓜去皮洗净，切成丁；胡萝卜洗净削皮，切成丁。

2 锅置火上，加清水烧沸，将南瓜丁、胡萝卜丁和豌豆下沸水煮熟后捞出，凉凉。

3 将南瓜丁、胡萝卜丁、豌豆盛入碗中，加入沙拉酱、盐拌匀即可。

功效 南瓜含有丰富的钙、磷等，南瓜和胡萝卜中的胡萝卜素含量很高，有利于胎宝宝的视力发育。

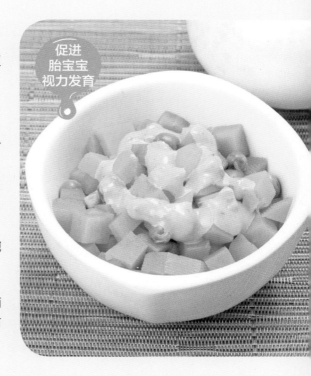

促进
胎宝宝
视力发育

胡萝卜炒猪肝

材料 猪肝 250 克，胡萝卜 150 克。

调料 葱花、姜末、蒜末各 5 克，盐 3 克。

做法

1 猪肝、胡萝卜分别洗净，切片。

2 锅置火上，倒油烧至六成热，爆香姜末、蒜末，放入胡萝卜片煸炒，将熟时下猪肝片，翻炒片刻后加盐调味，撒入葱花即可。

功效 胡萝卜富含胡萝卜素，猪肝富含维生素A和铁，二者一起食用，不仅能为孕妈妈补充铁、防治贫血，还能促进胎宝宝的视力发育。

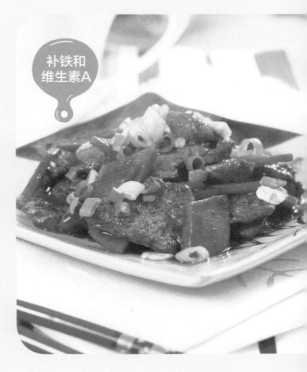

补铁和
维生素A

叶酸 预防胎宝宝神经管畸形

不同孕期叶酸的每日需求量

备孕期	孕期
400 微克	600 微克

叶酸在孕期的重要作用

叶酸是一种水溶性维生素，对于细胞分裂和组织生长具有重要作用，是胎宝宝大脑发育的关键营养素。孕前 3~6 个月以及孕期补叶酸，可最大限度预防胎儿神经管畸形。母体缺乏叶酸会造成胎儿神经管闭合异常，造成无脑畸形、智力低下、脊柱裂等出生缺陷。

孕妈妈缺乏叶酸的危害

叶酸补充不足或者缺乏，可使孕妈妈血中高半胱氨酸水平升高，引发动脉硬化，进而诱发冠心病、巨幼红细胞贫血以及其他妊娠并发症。孕早期缺乏叶酸，胎宝宝致畸的概率增大，可能会导致胎宝宝神经管发育缺陷，增加裂脑儿、无脑儿的发生率。

孕妈妈从食物中获取的叶酸可能不足

《中国居民膳食营养素参考摄入量（2013）》建议，女性孕期叶酸的最佳摄入量为每天 600 微克。

很多食物都含有天然叶酸，但叶酸具有不稳定性，遇光、遇热容易损失，烹调加工过的食物中叶酸所剩并不多。另外，蔬菜储存 2~3 天后叶酸可损失一半。所以仅靠食补，不一定能达到所需的量。

可乐妈
经验谈

哺乳期也需要补叶酸

孕妈妈们不只在孕期需要补充叶酸，哺乳期每日叶酸摄入量也要达到 550 微克。乳汁中叶酸含量不足，会影响宝宝的大脑发育。食补很难满足需求，我当时就服用了叶酸补充剂，一直持续到哺乳期结束。

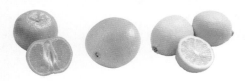

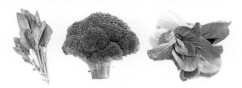

水果，尤其是柑橘类水果

橘子、橙子、柠檬、葡萄柚等

蔬菜，尤其是深色蔬菜

菠菜、西蓝花、莴笋、油菜、四季豆等

豆类、坚果类

大豆及其制品、花生、葵花子等

动物肝脏

猪肝、鸡肝等

每天需要补充 400 微克叶酸制剂

任何营养的补充都是以食补为基础的，在补叶酸片的同时也要注意食补。补充叶酸的制剂有单纯的叶酸片，也有含叶酸的复合多维片，复合多维片可以补充孕期所需的多种维生素及矿物质。因为维生素之间和矿物质之间可以协同作用，所以选择多维片相比选择单纯的叶酸片会有更多的健康益处。

李大夫有话说

孕育过神经管畸形儿的孕妈妈要增加叶酸量

一般孕妈妈在正常饮食的前提下，每天补充400微克的叶酸制剂就可以了，但是有不良妊娠史、曾经生育过畸形胎儿以及有MTHFR（亚甲基四氢叶酸还原酶）缺陷的孕妈妈，需要适当加量。一定要特别对产检医生说明情况，并按照要求剂量服用，该补的时候补，该停的时候停，并定期复查。

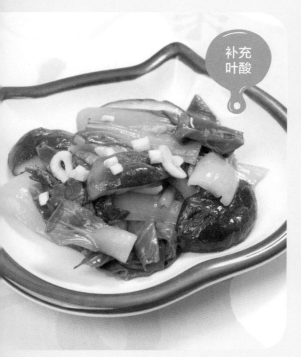

补充
叶酸

香菇炒油菜

材料 油菜 200 克，水发香菇 80 克。

调料 葱末、姜末、酱油、料酒各 5 克，
盐 3 克，白糖少许。

做法

1 油菜择洗干净，切段；香菇洗净，去
蒂，切块。

2 锅内倒油烧热，爆香葱末、姜末，加
香菇块翻炒，倒酱油、料酒、白糖炒
香，放入油菜段炒熟，加盐调味即可。

功效 孕妈妈常吃油菜，可以补充维
生素C、叶酸，增强免疫力。

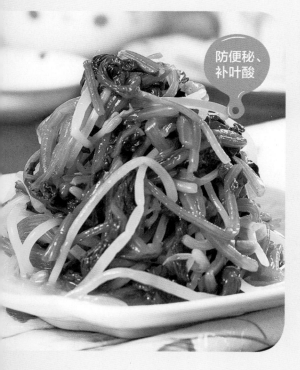

防便秘、
补叶酸

菠菜拌绿豆芽

材料 菠菜 200 克，绿豆芽 100 克。

调料 白糖、醋、香油各 3 克，盐 2 克。

做法

1 菠菜择洗干净，放入沸水中焯透，捞
出切段；绿豆芽掐头、根，烫熟。

2 将菠菜段、绿豆芽盛入碗中，加入
盐、醋、香油、白糖，拌匀即可。

功效 菠菜富含膳食纤维、叶酸，绿
豆芽富含维生素C、膳食纤维、B族维生
素。这道菜可以预防便秘，还能为孕妈
妈补充叶酸和维生素C。

PART 3

孕早期

（孕 1~3 月）

胚胎发育遇上早孕反应，怎么补营养

孕早期饮食总指导

孕妈妈和胎宝宝的情况

　　孕早期是形成受精卵和胎儿神经管分化的关键时期，也是大多数孕妈妈容易发生孕吐、先兆流产等的敏感时期。整体来说，胚胎发育缓慢，孕妈妈的基础代谢增加不明显，体重、乳房、子宫的增长都不多，因此饮食原则是均衡、种类尽可能丰富，但是不要强迫进食，应根据自身的食欲和妊娠反应轻重程度进食。

营养对策

　　1. 相对于整个孕期，从营养素的量上看，此时需求量并不大，甚至跟怀孕之前没有太大差异，但是饮食质量要有所提升。

　　2. 孕早期是胎儿神经管分化的关键期，一定要补充足量的叶酸。

　　3. 积极应对孕吐，避免呕吐导致的营养不良或营养缺乏。

　　4. 早期胚胎发育所需的氨基酸，全部需要母体供给，一旦摄入不足会导致胎宝宝生长迟缓，并影响其中枢神经系统的发育。这种不良影响很难弥补，因此要注重优质蛋白质的补充。

　　5. 这个时期是胎儿最不稳定、容易流产的阶段，要减少容易导致流产的食物以及富含大量添加剂食物的摄入。

孕早期的每日营养素需求量

蛋白质	脂肪	碳水化合物	维生素 A	维生素 D
55 克	占总热量的 20%~30%	130 克	700 微克	10 微克

维生素 B$_1$	维生素 B$_2$	维生素 B$_6$	叶酸	维生素 C
1.2 毫克	1.2 毫克	2.2 毫克	600 微克	100 毫克

钙	铁	碘	锌	硒
800 毫克	20 毫克	230 微克	9.5 毫克	65 微克

孕早期每日食物构成

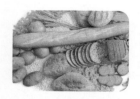

粮谷类及薯类
250~300 克

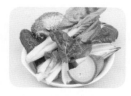

蔬菜类
300~500 克

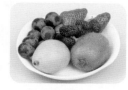

水果类
200~300 克

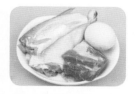

鱼、禽、蛋、肉（含动物内脏）
130~180 克

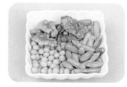

大豆及坚果
25 克

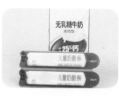

奶及奶制品
300 克

植物油
25 克

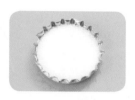

盐
< 5 克

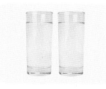

水
1500~1700 毫升

注：

1. 食物推荐量适用于低至中度身体活动水平的孕妈妈。

2. 粮谷类中，全谷物和杂豆不少于1/3；蔬菜类中，新鲜绿叶蔬菜或红黄色蔬菜占 2/3 以上。

3. 孕早期孕妈妈的食欲往往不好，所以不必过分强调膳食平衡。轻度呕吐者在孕 12~16 周孕吐可自行消失；反复呕吐，不能进食进水，营养严重缺乏，并引起代谢紊乱者，应咨询产检医生和营养师。

李大夫有话说

孕妈妈必须戒烟禁酒

孕妈妈吸烟或者被动吸烟（二手烟），烟草中的尼古丁、焦油等有害物质可能引起胎儿先天性心脏病、腭裂、唇裂、智力低下，甚至死胎。饮酒会使胎儿罹患酒精中毒综合征，表现为体重低、心脏及四肢畸形、智力低下等。因此，孕妈妈一定要戒烟禁酒。

协和孕早期一日带量菜谱推荐

（身高160~165厘米、孕前体重55~60千克的孕妈妈，孕早期食谱举例）

餐次	食物	原料	量（克）	热量（千卡）	蛋白质（克）	脂肪（克）	碳水化合物（克）
早餐	拌蔬菜	胡萝卜	50	16	1	0	4
		菠菜	50	14	1	0	2
	牛奶	牛奶	250	165	8	10	13
	燕麦粥	燕麦片	50	169	5	0	39
	煮蛋	鸡蛋（白皮）	60	83	8	5	1
上午加餐	橘子	橘子	200	88	2	0	20
午餐	金银卷	面粉（标准粉）	50	181	8	1	35
		玉米面	25	88	2	1	18
	里脊炒油菜	香菇（鲜）	50	13	1	0	3
		猪肉（里脊）	50	75	10	4	0
		花生油	5	45	0	5	0
		油菜	50	7	1	0	1
	芹菜豆干	花生油	5	45	0	5	0
		豆腐干	25	49	4	3	2
		芹菜（白茎，旱）	50	7	1	0	1
下午加餐	饼干	饼干	25	109	2	3	18

续表

餐次	食物	原料	量（克）	热量（千卡）	蛋白质（克）	脂肪（克）	碳水化合物（克）
晚餐	荞麦米饭	大米	50	173	4	0	39
		荞麦	25	84	2	1	18
	清炒西蓝花	西蓝花	100	27	4	1	4
		花生油	5	45	0	5	0
	青椒鸡丝	柿子椒	100	22	1	0	5
		鸡胸肉	50	59	12	1	0
		花生油	5	45	0	5	0
晚上加餐	龙须面	鸡蛋（白皮）	25	35	3	2	0
		面粉（标准粉）	25	91	4	1	18
		菠菜	20	6	1	0	1
合计				1741	85	53	242

（参考：北京协和医院营养餐单）

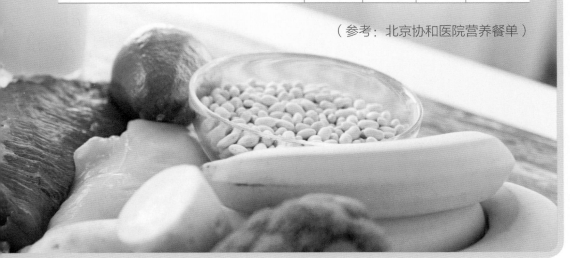

孕1月

让受精卵顺利着床怎么吃

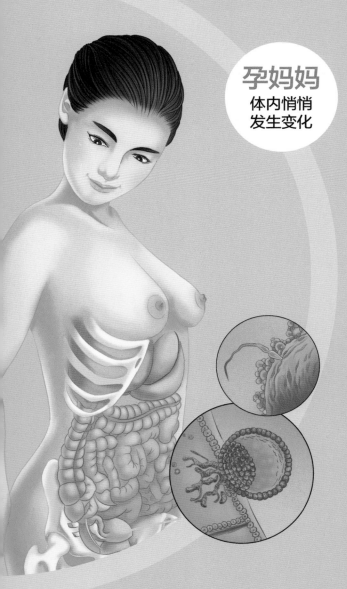

孕妈妈
体内悄悄发生变化

1. 有的孕妈妈会有乳房硬硬的感觉，乳晕颜色会变深，乳房变得很敏感，触碰时有可能引起疼痛。

2. 大多数孕妈妈在这个月可能还没什么感觉。

3. 孕妈妈的卵巢继续分泌雌激素，以促进乳腺发育。

胎宝宝
只是一个小胚芽

1. 怀孕1~2周：是从末次月经的第一天开始算的，所以前2周还不存在新生命，一直到满2周时孕妈妈才会排卵。

2. 第3周开始：一个强壮的精子来到孕妈妈体内，遇到了卵子，这才结合成受精卵。此后还需要5~7天，不断分裂的受精卵才逐步在子宫内着床，这样算来，着床时就已经是孕2月了。

孕妈妈所需的重点营养

重点营养	孕妈妈的情况	食物来源
铁	补铁能避免孕妈妈因缺铁导致缺铁性贫血，有助于胎宝宝的健康发育	动物肝脏、动物血、芝麻酱、瘦肉、豆类、紫菜、鸡蛋黄等
水		白开水、清淡的汤粥、牛奶、豆浆等
维生素 C	改善孕妈妈易疲劳的症状，提高免疫力	鲜枣、猕猴桃、橙子、番茄、彩椒、绿色蔬菜等

胎宝宝所需的重点营养

重点营养	胎宝宝的情况	食物来源
叶酸		菠菜、油菜等绿叶蔬菜，橘子、橙子等柑橘类水果
维生素 D	受精卵初步形成，并不断移动、分裂，为着床做准备	海鱼、蛋黄、鱼肝油、奶油、动物肝脏、牛奶等
蛋白质		瘦畜肉、去皮禽肉、鱼、虾、大豆及其制品、蛋类等

李大夫有话说

做胎教有助于建立亲密的亲子关系

做胎教有助于建立亲密的亲子感情。胎教包含的内容很多，如抚摸、对话、读诗、唱歌、画画等，这些不同的胎教方式都能在不同的方面刺激胎宝宝的发育。不仅孕妈妈要注重胎教，准爸爸也应参与进来。

养胎饮食指南

• 此时不需要太多营养，不用特别补

有的孕妈妈刚一得知怀孕的消息，家里就开始迫不及待地给补营养。孕期饮食非常重要，摄入的营养不仅为孕妈妈自身提供所需的养分，还为胎宝宝的发育提供营养。毫无疑问，孕妈妈需要比平时消耗更多的热量，需要更多的营养。但是怀孕初期的 3 个月即孕早期，所需营养与平时相差不多，孕妈妈自身的营养储备即可满足需要，不需要特别补充营养。

• 坚持健康的饮食计划

怀孕第一个月，完全可以延续之前的饮食习惯。现在生活条件好，食物种类丰富，孕妈妈只要平时不挑食、不偏食，各种食物都吃点，全面摄入营养，就能够满足孕早期胎宝宝发育了。

• 不健康的饮食习惯现在要纠正

好的饮食习惯是保证母胎健康的基础，如果怀孕之前饮食习惯很不好，不按时按点吃饭、饥一顿饱一顿、不吃早餐，那么在孕期就要刻意调整了，否则不仅容易造成肠胃不适，还会影响胎宝宝的生长发育。

宝石妈
经验谈

孕早期别长胖太多

我怀第一胎的时候也像大多数孕妈妈一样，以为多吃就能给胎宝宝提供更多的营养，我记得前 3 个月体重就长了 3 千克，到孕中晚期控制体重很不容易。我怀老二的时候，一方面是有经验了，另一方面是清楚高龄孕妇本来就容易发胖，所以特别注意，前几个月并没有特意增加营养，仍以均衡规律的饮食为主。

• 不健康的食物最好少吃

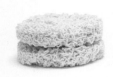
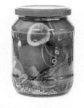
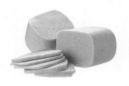
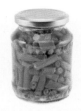

方便面	罐头食品	加工肉制品	腌制食品
方便面含有较多脂肪，特别是饱和脂肪酸，还含有较多的人工添加剂，如防腐剂、抗氧化剂等，孕期不适合多吃。	罐头经过高温灭菌，导致很多不耐热的营养素损失。有些罐头含有较多的糖分、盐分、油脂等。孕妈妈应少吃。	火腿肠等加工肉制品属于高盐、高脂食品，多食容易造成肥胖、孕期水肿。	腌制食品含盐量高，还可能含有亚硝酸盐，多吃不利于母胎健康。

• 持续补叶酸，每天达到 600 微克

叶酸的补充并不能仅限于孕前，孕早期补充叶酸也非常重要，此时正是受精卵发育分化的关键阶段，神经系统的分化也始于孕早期。如果缺乏叶酸，胎宝宝发生神经管畸形的可能性会大大增加。

孕妈妈对叶酸的需求量比普通人高，每日需要约 600 微克才能满足胎宝宝生长需求和自身需要。可以多食用富含叶酸的食物，如芦笋、西蓝花、菠菜等，同时合理服用叶酸片。

• 碘的摄入量每天增加 110 微克

孕妈妈如果碘摄入不足，所生成的甲状腺素无法满足胎宝宝的需要，会影响胎宝宝的发育，甚至会损害胎宝宝的神经系统，所以建议孕妈妈食用碘盐，同时每周吃 1~2 次海带等含碘量高的海产品。但也不要过量摄入，每天摄入碘 230 微克就够了，即在以前 120 微克的基础上再加 110 微克。

安全用药，
远离致畸因素

孕期用药应遵循的原则

生病时，及时就诊，将病情及怀孕的情况告知医生。

根据医生的处方到取药处取药时要仔细核对，不要拿错，还应仔细阅读说明书，并向医生问清楚用法用量，以及服药期间需要忌食哪些食物。

根据药盒上的存放要求妥善存放药物。

谨遵医嘱按时吃药，不要自行改变用法用量甚至停药。

药未吃完之前，原有的包装盒及说明书应尽量保存，如医生的处方对用法用量有特殊标注，也需保存。

服药期间有任何不适反应，都应及时再次就医。

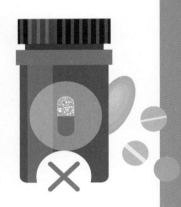

孕期感冒怎么办

怀孕后一旦感冒，孕妈妈总是很纠结，不知道该不该吃药。其实要根据感冒症状以及轻重程度区别对待。普通感冒表现为发热、流鼻涕、嗓子疼，一般一周可自愈；流行性感冒则表现为急起高热、全身疼痛、浑身乏力、轻度呼吸道症状，一般也能自愈，也可能需要药物辅助。

不管何种感冒，都要多喝水、多休息，尽量不吃药。低热时采用物理降温，比如洗温水澡、用温水擦拭身体、泡脚等；当发热达 38℃，有时则需要服用退烧药，对乙酰氨基酚是孕期使用广泛、相对安全的退烧药，按照说明书规定的用法用量使用，如果嗜睡或高热持续不退，一定要尽快就医。切记不要擅自使用抗生素、止咳药和复方感冒药。

孕 1 月优选食物

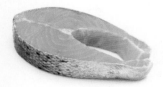

三文鱼

富含铁、DHA，可促进
胎宝宝大脑生长发育。

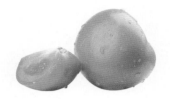

番茄

含维生素 C 和番茄红
素、有机酸等成分，
可以为孕妈妈补充身
体所需营养和水分，
有助于提升食欲。

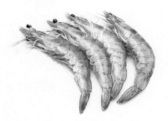

海虾

富含的蛋白质、维生
素 D 和钙可以为孕妈
妈和胎宝宝补充充足
的营养，促进胎宝宝
脑部发育和骨骼发育。

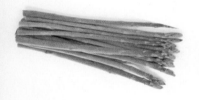

芦笋

富含叶酸，能预防胎
宝宝神经管畸形。

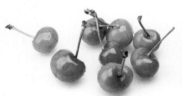

樱桃

属于含铁量高的水果，
孕期可以常吃。另外，
樱桃富含具有抗氧化
作用的花青素，对胎
宝宝和孕妈妈的健康
都有好处。

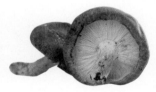

香菇

富含铁和 B 族维生素，
可以缓解孕期不适，
还能增强孕妈妈的免
疫力。

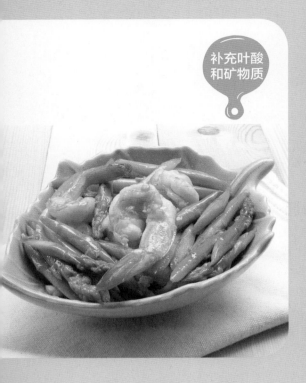

补充叶酸和矿物质

鲜虾芦笋

材料 鲜虾 200 克，芦笋 300 克。

调料 鸡汤、姜片、盐、淀粉、蚝油各适量。

做法

1. 鲜虾去壳，挑去虾线，洗净后抹干，加盐、淀粉拌匀；芦笋洗净，切长段，焯水沥干。

2. 锅中倒油烧热，将虾仁倒入锅内煎熟，捞起滤油；用锅中余油爆香姜片，加入虾仁、鸡汤、盐、蚝油炒匀，出锅浇在芦笋段上即可。

功效 芦笋的叶酸含量很高，虾富含矿物质和蛋白质，有益于胎宝宝健康发育，还能促进孕妈妈的新陈代谢，预防便秘。

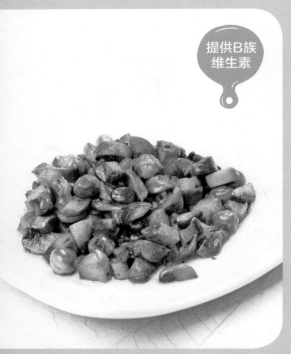

提供B族维生素

香菇炒豌豆

材料 鲜香菇 300 克，豌豆粒 50 克。

调料 葱花、盐、花椒粉、水淀粉各适量。

做法

1. 鲜香菇洗净，去蒂，切丁；豌豆粒洗净。

2. 炒锅放火上，倒入适量植物油，待油烧至七成热，放入葱花和花椒粉炒香。

3. 倒入香菇丁和豌豆粒翻炒均匀，盖上锅盖，焖 5 分钟，加盐调味，用水淀粉勾芡即可。

功效 豌豆富含蛋白质和叶酸，香菇富含多种氨基酸和维生素，能有效提高孕妈妈的免疫力。

**李大夫
问诊室**

在不知道怀孕的情况下吃了避孕药，会对胎儿有影响吗？

李大夫答： 一般情况下，可遵循"全或无"定律，解释为"不是生存，就是死亡"：若用药是在胎龄一周内，结果或者是因药物导致胚胎死亡，或者是胚胎不受影响，能继续正常发育。也就是说，在这个时期用药，只要胚胎不死亡，就能正常发育。但是，如果对用药的时间比较模糊，最好去医院检查，在医生指导下决定是否保胎。

我有喝茶的习惯，怀孕后能继续喝茶吗？

李大夫答： 在怀孕初期最好不要喝太多茶，因为前3个月是胎宝宝神经系统形成的时期，茶叶中的茶碱和咖啡因等成分会影响胎宝宝的发育。从第4个月开始，可以根据体质喝些淡茶，最好在饭后1小时再饮用，这样就不会影响铁的吸收了。但是一定不能喝浓茶，也不宜在睡前喝茶，以免影响睡眠。

总是犯困，该怎么办？

李大夫答： 爱犯困是这一时期孕妈妈都会感觉到的，最好的办法就是想睡就睡会儿。如果是职场孕妈妈，可以吃根香蕉提提神，香蕉中的钾和镁等物质有助于缓解疲乏。

孕期要吃营养滋补品吗？

李大夫答： 有的孕妈妈家庭条件好，恨不得每天一只海参、一碗燕窝，目前没有明确研究证明吃这些食物对孕妈妈和胎宝宝有很大的益处。并且海参、燕窝等滋补品中的蛋白质、碳水化合物以及一些矿物质完全可以从普通食物中摄取。而燕窝、海参等如果孕前没吃过，孕期也不宜轻易尝试，以免引起过敏反应。

孕2月

呕吐严重，怎么让胎宝宝吸收营养

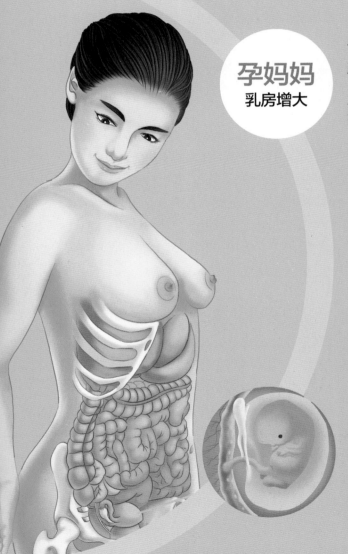

孕妈妈
乳房增大

1. 乳房增大，会有胀痛感，乳晕颜色加深，并有凸出的小结节。

2. 子宫如苹果大小，子宫壁薄而软，胚胎已初具人形。

胎宝宝
有了扑通扑通的心跳

1. 眼睛：开始形成，但眼睑还没有形成。

2. 脊柱：慢慢形成。

3. 四肢：有刚开始出现的肢芽，但表面上有不规则的凸起物。

4. 心脏：开始出现有规律的跳动，每分钟可达 120 次。

孕妈妈所需的重点营养

重点营养	孕妈妈的情况	食物来源
碳水化合物	早孕反应严重时，剧烈的呕吐容易引起酮症，需要摄入足够的碳水化合物，还要及时补水，避免体内代谢失衡	大米、小米、面粉等谷物类，红薯、土豆等薯类，苹果、葡萄等水果
水		白开水、清淡的汤粥、牛奶、豆浆等
叶酸	体内红细胞的合成需要叶酸和铁的参与，适当补充叶酸和铁也有利于预防孕妈妈贫血	菠菜、油菜等绿叶蔬菜，橘子、橙子等柑橘类水果
铁		动物血、动物肝脏、黑芝麻等

胎宝宝所需的重点营养

重点营养	胎宝宝的情况	食物来源
脂肪	胎宝宝的肝、肺、心脏等器官开始形成，脑部的体积增加，血液循环也开始形成，需要三大营养素组成身体各器官组织；前三个月是胎宝宝神经分化的关键阶段，必须有充足的蛋白质供应	植物油、坚果、瘦肉、蛋类、奶及奶制品
蛋白质		瘦畜肉、去皮禽肉、鱼、虾、大豆及其制品、蛋类
碳水化合物		谷物类、薯类、水果
叶酸	胎宝宝的头部形成了，脑细胞增殖迅速，最易受到致畸因素的影响，要补充叶酸避免畸形	菠菜、油菜等绿叶蔬菜，橘子、橙子等柑橘类水果

养胎饮食指南

• 蛋白质不必加量，但要保证质量

　　怀孕 2 个月已经出现了胎心、胎囊，胎宝宝的成长需要足够的蛋白质。此时孕妈妈所需的蛋白质不必加量，跟孕前一致即可，每天 55 克，但要保证质量。鱼虾类、去皮禽肉、瘦畜肉、蛋类、乳类、大豆及其制品都是优质蛋白质的良好来源。虽然谷类中的蛋白质不是优质蛋白质，但是谷类是每日膳食的重要部分，也是蛋白质的主要来源之一。因为谷物和其他食物的蛋白质能够互补，将谷物（缺乏赖氨酸）和豆类（富含赖氨酸）一起搭配来吃（比如红豆饭），可以获取高质量的蛋白质。

　　孕 2 月，食欲不好的孕妈妈或者看到肉就想吐的孕妈妈，可以用大豆及其制品来代替肉类，以保证优质蛋白质的摄入。

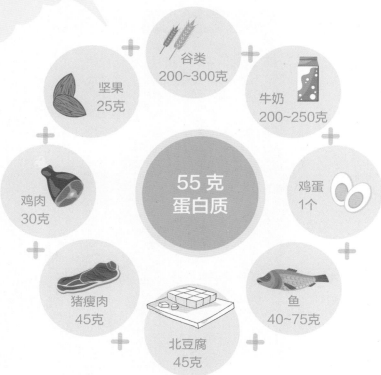

谷类
200~300克

牛奶
200~250克

坚果
25克

55 克
蛋白质

鸡蛋
1个

鸡肉
30克

猪瘦肉
45克

北豆腐
45克

鱼
40~75克

• 多吃点新鲜蔬果，偶尔也可以喝点果蔬汁

每天摄入 200~300 克新鲜水果最好，可以补充水分、维生素 C、钙、钾等矿物质，提高母体免疫力，促进胎儿生长发育。吃腻了水果也可以打汁饮用，做成苹果汁、橙汁等，但是注意不要过滤，以免损失膳食纤维。果汁只能偶尔喝，不能长期饮用，以免导致糖分摄入过多，引起孕期肥胖。

• 偏爱酸味食物并不奇怪

很多孕妈妈偏爱酸味食物，觉得吃完舒服些，这可能是因为酸味食物能提升食欲、促进消化。喜欢吃酸味食物的孕妈妈，最好选择既有酸味又能增加营养的天然食物，比如番茄、樱桃、杨梅、橘子、酸枣、青苹果等，但不宜吃酸菜等腌制食品，因为腌制食品中的营养成分很少，致癌物质亚硝酸盐含量较高，过多食用对母体和胎儿均不利。

• 多吃高钾食物，避免低钾血症

早孕反应严重的孕妈妈，消化液大量丢失，加上进食受影响，容易导致钾的摄入量不足。若患有低钾血症，会出现全身无力、精神萎靡、乏力、头昏眼花、反应迟钝、烦躁不安等症状，因此要注意钾的补充。在这个阶段，孕妈妈要尽量迎合自己的口味，想吃什么就吃什么，同时尽量多吃一些高钾食物，比如黄豆、绿豆、香菇、香蕉、海带、土豆等，以补充身体所丢失的钾。

• 不要过分迷信燕窝、海参

对于燕窝和海参，不要过分放大它们的功效。比如燕窝中的蛋白质和维生素含量并不比大多数水果高，海参虽然蛋白质含量较高、脂肪含量较低，但是也没有多么神奇的功效，有研究显示，海参的营养价值相当于山药。一种食物即便营养再好，也不能取代其他食物，日常均衡饮食才是获取营养的主要途径。

• 纠正不良的饮食习惯

怀孕 2 个月，热量不需要额外摄入，保持均衡、多样化的饮食即可，在不影响身体健康的前提下，孕妈妈可以按照个人的饮食习惯和嗜好选择食物，但是不良的、不科学的饮食习惯和嗜好要予以纠正，如有的孕妈妈爱吃甜食、辛辣食物、烟熏食物等，这不仅容易导致肥胖，还容易造成胎儿不稳定。

有早孕反应怎么办

孕吐是正常的妊娠反应

大部分孕妈妈会在孕6周左右出现食欲缺乏、轻度恶心、呕吐、头晕、疲倦等早孕症状，尤其是呕吐。孕吐，民间也称害喜，是正常的妊娠反应，一般在孕14周左右即可减轻或消失，也有在孕18周才慢慢减退的，甚至有的人整个孕期都伴有呕吐现象。孕吐主要与三个因素有关：孕妈妈体内相应激素迅速升高；孕期嗅觉变得更灵敏；孕妈妈肠胃蠕动减慢，运动量减少，导致消化不良。

早餐吃点固体食物能减少干呕

有早孕反应的人，一般晨起呕吐严重，而固体食物如馒头、饼干、烧饼、面包片等，可缓解孕吐反应。不断呕吐会造成体液丢失过多，要注意补充，但是固体食物和液体食物最好不同食，汤和水在两餐之间饮用。

补充碳水化合物，避免酮症酸中毒

孕吐严重，甚至影响进食的时候，也要保证碳水化合物的摄入，以供给大脑所需，否则容易发生酮症酸中毒。每天至少保证130克碳水化合物的摄入，选择易消化的米、面、饼干等，各种薯类、根茎类蔬菜和水果也富含碳水化合物，孕妈妈可以根据自己的口味加以选择。

含130克碳水化合物的食物举例

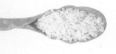

米	面	薯类	鲜玉米
180 克（生重）	180 克（生重）	550 克	550 克

补充 B 族维生素可减轻反应

B 族维生素可以有效改善孕吐，维生素 B_6 有镇吐效果，维生素 B_1 可改善胃肠道功能，缓解早孕反应。除了服用复合维生素制剂进行补充，还要注重膳食补充，鸡肉、鱼肉、鸡蛋、豆类等都是维生素 B_6 的良好来源。

少食多餐避免营养不良

有早孕反应的孕妈妈总是缺乏食欲，感觉吃了还要吐出来，不吃还好受一些。虽然此时胎宝宝还很小，需要的营养并不多，但是如果进食过少，对孕妈妈和胎宝宝的健康都不利，因此可以减少每餐的进食量，多吃几顿，将一日三餐改为一日 5~6 餐。

少吃油炸食物、油腻食物，以免加重不适感

油炸食物、油腻食物不仅不好消化吸收，油脂含量过高，还会引起孕吐反应。很多孕妈妈一闻到油烟味就会加重反应，所以饮食要清淡，烹调方法以蒸、炖、炒为好。

适当运动能缓解孕吐

有的孕妈妈吐得很厉害，不想动，总想躺着，其实这样只能让孕妈妈更关注孕吐这件事，相反，走一走、动一动能减轻早孕反应。比如到户外散步、做做孕妇瑜伽等，既能分散注意力，还能帮助改善恶心、倦怠等症状。

李大夫 有话说

妊娠剧吐要就医

如果出现妊娠剧吐就需要就医了，比如孕吐呈持续性，无法进食或喝水，身体消瘦特别明显，体重下降超过原体重的 15%；出现严重的电解质紊乱和严重的虚脱，甚至出现生命体征的不稳定；孕吐物除食物、黏液外，还有胆汁和咖啡色渣物，这时应及时到医院检查。

可乐妈 经验谈

没有孕吐不代表宝宝不健康

我是属于怀孕以后几乎没什么反应的人。听见有人说吐得越严重，宝宝就越聪明，起初我还挺纠结，产检的时候忍不住问了医生，医生说孕吐反应因人而异，跟个人体质有关，有孕吐正常，无孕吐也不用担心，更不要通过有无孕吐反应去判断胎儿发育的好坏。事实证明医生的话是对的，我们家宝宝两岁多了，真是一个聪明的小活宝。

孕 2 月优选食物

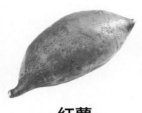

红薯

富含碳水化合物、膳食纤维等成分，孕妈妈食用可以避免呕吐严重引起的酮症，还能通便排毒。但不宜空腹食用，胃酸分泌过多的孕妈妈也应慎食。

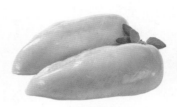

鸡肉

富含优质蛋白质，也是维生素 B_6 等的良好来源，可以促进胎宝宝生长，还容易消化吸收，并对改善孕吐有一定作用。

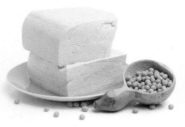

豆腐

富含优质蛋白质、钙等成分，容易消化吸收。不想吃肉的孕妈妈可以适当食用，代替肉类。

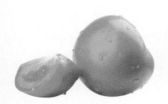

番茄

含维生素 C、番茄红素、有机酸等成分，可以缓解孕吐，提升食欲。

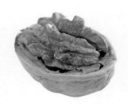

核桃

富含不饱和脂肪酸，以及钙、镁等成分，可以满足胎宝宝的生长需要，还有利于胎宝宝大脑的发育。

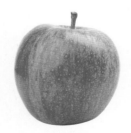

苹果

含维生素 C、钾、钙、苹果酸等成分，能改善孕吐，增强食欲，补充营养。

烤红薯

材料 红薯 150 克。

做法

红薯洗净，沥干水分，用食品专用锡纸包好，放入烤盘中，送入微波炉，用中火烘烤 4 分钟，翻面再用中火烘烤 4 分钟，取出食用即可。

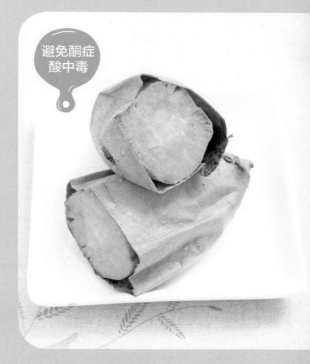

避免酮症酸中毒

功效 红薯富含淀粉，可以补充碳水化合物，孕妈妈如果吃不下正餐，可以将红薯当零食食用，避免呕吐严重引起酮症酸中毒。

特别提醒 孕妈妈应避免一次食用过多，以免发生胃灼热、吐酸水、腹胀排气等不适症状。

桃仁菠菜

材料 菠菜 300 克，核桃仁 30 克，枸杞子 5 克。

调料 白糖、盐各 3 克，芝麻酱 10 克，生抽、醋各 5 克，香油少许。

做法

❶ 菠菜洗净，焯烫 15 秒，捞出过凉水，沥干，切段；核桃仁、枸杞子加入热水浸泡；芝麻酱调入生抽、醋、白糖、盐、香油，拌匀制成酱汁。

❷ 将菠菜段盛入盘中，加上酱汁，撒上泡过的核桃仁和枸杞子即可。

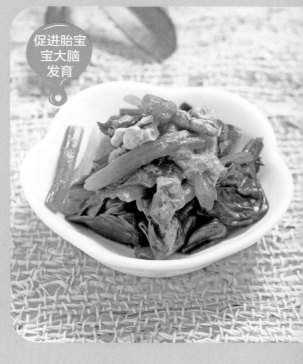

促进胎宝宝大脑发育

功效 菠菜富含叶酸、维生素C等成分，核桃富含不饱和脂肪酸，有利于促进胎宝宝大脑发育。

李大夫问诊室

孕吐期间体重没增加怎么办？

李大夫答：孕期的呕吐、恶心感造成孕妈妈无法保证饮食均衡，有的孕妈妈体重不仅没长，还有所降低，不要对此过分担忧，如果短期内营养摄入不足，身体原来储存的营养足以维持胎宝宝和孕妈妈的营养需求，而且胎宝宝在前几个月长得很慢，对营养的需求量不是很大。

怀孕2个月，总是尿频，而且总起夜，这种情况正常吗？

李大夫答：孕早期尿频是很常见的，大多数是增大的子宫压迫膀胱所致。需要注意的是，某些孕期常见的疾病也会导致尿频，比如念珠菌性阴道炎，一定不能忽视，否则有可能会引发流产，这种疾病可以在医生指导下适当用药治疗。

误把怀孕征兆当成感冒，吃了感冒药，孩子还能要吗？

李大夫答：首先要明确的是，吃药不一定会造成胎儿畸形，因为胎儿到底会不会受影响，与感冒药的成分、剂量、服用时间等有关系，可咨询医生。如果用药剂量小、时间短、药性温和，可先跟踪胎宝宝的发育情况，再决定是否保胎。不能因为"莫须有"的罪名而随意终止妊娠。

孕早期出现便秘怎么办？

李大夫答：这是怀孕带来的"甜蜜负担"之一，通过食用香蕉、酸奶、红薯、青菜等进行饮食调养，同时保持良好的排便习惯，尽量多运动，一般都会收到不错的效果。如果这样还不管用，可在医生指导下使用开塞露或其他药物，不可随意服用泻药，否则容易引发流产。

怀孕时吃鸡蛋，会导致宝宝将来对鸡蛋过敏吗？

李大夫答： 孕妈妈吃什么与宝宝将来对某一食物是否过敏并没有因果关系，宝宝对某一食物过敏多与遗传因素有关，但此遗传因素为母体自身携带，并非与孕妈妈食用外来食物有关。

能喝碳酸饮料吗？特别想喝怎么办？

李大夫答： 碳酸饮料含糖多、热量高，孕妈妈大量饮用容易导致肥胖和骨质疏松。碳酸饮料往往含有咖啡因等物质，容易透过胎盘对胎儿造成不好的影响。但如果特别想喝，少量喝一点并无大碍。

怀孕后总是感觉肌肉酸痛、浑身乏力，怎么办？

李大夫答： 孕早期由于体内激素剧变，很多孕妈妈有乏力、疲倦等感觉，这属于正常现象。另外，从营养角度来说，倦怠可能与 B 族维生素的缺乏有关，特别是维生素 B_1 的缺乏。维生素 B_1 缺乏会影响碳水化合物的氧化代谢，导致热量利用不足。孕妈妈可以多吃些粗粮，如玉米、小米、燕麦等，以补充维生素 B_1。

怀孕期间腹泻怎么办？

李大夫答： 腹泻一般是进食了冰冷食物或高脂食物而引起的，也可能是吃了不干净的食物而引起的。腹泻容易造成营养的流失，孕妈妈应注意食用新鲜食物，少吃或不吃冷冻食物和油炸食物。一旦出现腹泻，要先给予流食调养，进食米汤、果汁、蔬菜汁等，然后慢慢过渡到吃一些软烂的稀粥、面条等清淡的食物，最后再恢复正常饮食。

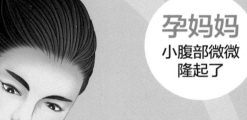

孕 3 月

流产高发期怎么吃

孕妈妈
小腹部微微隆起了

1. 乳房胀得更大了，乳晕颜色加深，可以换更大、更舒适的内衣穿了。

2. 腹部没有明显的变化。此时，按压子宫会感觉到胎宝宝的存在。孕 11 周前后，有的孕妈妈腹部可能会出现妊娠纹，腹部正中会出现一条深色的竖线。

3. 胎盘覆盖在子宫内层特定部位，开始制造让胎宝宝正常发育所需的激素。

胎宝宝
大脑迅速发育

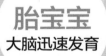

1. 大脑：脑细胞数量增加很快，大脑占身体的一半左右。

2. 脸：已经形成了眼睑、唇、鼻和下腭。

3. 脐带：里面有一根动脉、两根静脉连接着孕妈妈和胎宝宝，孕妈妈通过脐带给胎宝宝输送营养，胎宝宝通过脐带将废物排泄出去。

4. 肾和输尿管：发育完成，开始有排泄现象。

5. 四肢：腿在不断生长着，脚可以在身体前部交叉了。

孕妈妈所需的重点营养

重点营养	孕妈妈的情况	食物来源
维生素 E	需要安胎、保胎，避免流产	植物油、坚果、豆类等
维生素 B_6	妊娠反应依然存在，孕吐还比较严重	深绿色蔬菜、瘦肉、花生等

胎宝宝所需的重点营养

重点营养	胎宝宝的情况	食物来源
镁	胎宝宝的手和脚都开始发育了，补充钙、镁等矿物质和维生素 A、维生素 D，有助于胎宝宝的骨骼发育	紫菜、荞麦、芸豆等
钙		牛奶、奶酪等
维生素 A		胡萝卜、南瓜、动物肝脏等
维生素 D		鱼类、鱼肝油等
维生素 B_{12}	肝脏开始制造红细胞，补充维生素 B_{12} 可促进红细胞的发育和成熟	虾、鸡肉、鸡蛋等
脂肪	身体迅速生长，需要补充脂肪	肉类、坚果等
蛋白质	脑细胞分化发育、肌肉神经进一步发育，需要大量的蛋白质	大豆及其制品、瘦肉等

李大夫有话说

流产高发期怎样看待流产

当孕妈妈有流产征兆的时候，要及时到医院检查并寻找原因，如果是高血糖、甲状腺功能减退、黄体功能不良等原因引起的，经诊断胚胎发育健康，可以进行相应处理。如果经诊断为宫外孕或胚胎停育，应尽早终止妊娠，以免造成稽留流产或感染。

养胎饮食指南

• 为两个人吃饭 ≠ 吃两个人的饭

胎宝宝主要通过胎盘从母体吸收养分，因此孕妈妈的营养储备直接影响胎宝宝的发育情况，注重饮食营养意义重大，可以说是"一人吃两人补"，但这里的"为两个人吃饭"不等于"吃两个人的饭"，孕期饮食要重质、重营养均衡，而不能一味加量。

• 饮食的种类要丰富

孕早期的饮食应注意食物的多样化，数量可以不多，但为了保证营养的全面，饮食的种类要丰富多样。

有孕吐反应的孕妈妈，可以通过少食多餐的方式来进食多种多样的食物，以免因妊娠反应引起营养缺乏。同时应注重 B 族维生素的补充，以帮助改善呕吐现象。

没有妊娠反应的孕妈妈，食物的数量也不必增加太多，跟孕前无须相差太大，种类要尽可能丰富多样。孕早期体重不宜增加太多，以免增加后期体重控制的难度。

• 吃饭细嚼慢咽，促进营养吸收

怀孕后，胃肠、胆囊等消化器官蠕动减慢，消化腺的分泌也有所改变，消化功能减弱。特别是孕早期，由于妊娠反应，食欲缺乏，食量相对减少，这就更需要在吃东西时尽可能地多咀嚼。细嚼慢咽能促使唾液分泌量增加，与食物充分混合，唾液含有大量消化酶，可在食物进入胃之前对食物进行初步消化，有助于保护胃黏膜，同时也能有效地刺激消化器官分泌消化液，更多地吸收营养。

部分孕妈妈妊娠后会出现牙龈炎、牙床水肿充血，甚至牙齿松动，咀嚼功能减退，吃东西更应细嚼慢咽，把食物嚼碎、嚼细，不仅有利于消化，也有利于保护牙齿。

• 主食中多加点儿粗粮

适当增加粗粮的摄入，可以预防孕期便秘，还能防止体重增长过快。玉米、燕麦、荞麦、红豆、绿豆等都是很健康的粗粮，可以占全天主食总量的三分之一甚至一半，但也不能过量摄入。

• 多喝白开水

1. 孕妈妈要多喝水，每天饮水量最好达到 1500~1700 毫升。

2. 白开水最好现烧、现凉、现喝。需要注意的是，烧开的水即使放置 3 天，也比没有烧开的水细菌数量少很多。隔夜水可以喝，但水壶要盖好盖子，不能敞口放置。

3. 最好别喝千滚水，长期饮用可能会引起心悸、腹胀、头晕等不适症状。

4. 饮水的适宜温度在 10~40℃。口腔和食管表面黏膜的温度一般为 36.5~37.2℃，如果水温超过 65℃，会对口腔和消化道造成慢性损伤。

5. 孕妈妈进行身体活动时，要注意在身体活动前、中、后补充水分，可分别饮水 100~200 毫升。

不管渴不渴都要主动喝水

怀孕之前我也达不到一天七八杯水的饮水量，但是怀上宝宝以后，我时刻提醒自己多喝水，比如每天早上起来，我会先喝一杯温开水润润肠道，其他时间也是随时把水杯放在跟前，想起来就喝几口，少量多次，所以孕期我没有出现便秘的情况，而且明显感觉皮肤也不干了。

• 水果糖分高，要限量

很多孕妈妈认为孕期大量吃水果可以让胎宝宝皮肤好，其实水果不能过量食用，因为水果中糖分含量较高，进食过多容易引起肥胖和妊娠糖尿病。一般来说，每天最好吃几种不同的水果，总量在 200~300 克，并且最好当加餐吃。如果在此基础上多吃了水果，就要相应减少主食的摄入量，以保证每日摄入的总热量不变，以免引起肥胖。

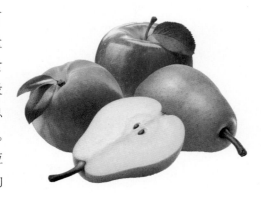

远离易致畸和过敏的食物

孕早期是胚胎不太稳定、容易流产的阶段，也是胎宝宝最容易受到致畸因素影响的阶段，此时既要注意营养的补充，又要避开一些容易对孕妈妈和胎宝宝产生不利影响的食物。那么到底应该远离哪些食物呢？

远离容易导致胎儿畸形的食物

含有弓形虫的食物

在怀孕早期急性感染弓形虫会给胎儿造成不利影响，所以，所有的肉类都必须彻底熟透才可食用，生鱼片或者涮火锅时没有煮熟的牛羊肉都可能传染弓形虫。

受污染的食物

食用过多受污染的食物，毒物会在孕妈妈体内蓄积，经血液循环进入胎盘导致胎儿中毒，从而引起流产、畸胎、死胎等情况。被重金属污染的海鱼、被镉污染的大米、被农药污染的蔬果等都应避免食用。

久存霉变的食物

放置时间过长的食物，有的从外表看不出腐坏，但对身体是有害的，例如，超过保质期的面包、发黄的蔬菜，尤其是发芽

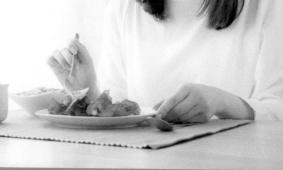

的土豆和久存变质的花生，发芽的土豆中龙葵素含量高，久存变质的花生则会致癌，孕妈妈如果食用，可能导致胎儿神经发育缺陷。所以，孕妈妈不宜吃久存霉变的食物。

避免食物过敏

有些过敏体质的孕妈妈可能会对某些特定食物过敏。过敏体质的孕妈妈要注意以下几点。

1. 一定不要再进食曾经引起过敏的食物。

2. 不要食用从未吃过的食物。

3. 食用蛋白质含量高的食物，比如动物肝脏、蛋类、鱼类的时候，一定要保证食物彻底熟透。

李大夫
有话说

看食品标签，远离过敏原

购买食品的时候，要看食品配料表中是否存在可能会引起过敏或不良反应的配料。比如，有人对花生过敏，那么买饼干、点心等食品时一定要仔细看看配料表中是否有花生或花生制品，严重者还应注意该食品是否经由加工过花生的产品线生产（包装上有标注）。有的食品标签上直接标注有"过敏原信息"这一项，有的会标注该生产线生产过相关产品，对这些食物或成分过敏的人要尽量避开。

保持食物的卫生和清洁是关键

1. 在处理食材前后应用温肥皂水洗手至少 20 秒。

2. 生食瓜果蔬菜一定要将其清洗干净。

3. 生肉、生海鲜应单独处理，生食处理器具（锅、碗、砧板、刀具）不可与熟食处理器具混用。

4. 烹饪虾蟹时，应烹饪至虾蟹变红且不透明；烹饪蛤蜊、牡蛎等时，应烹饪至贝壳打开；鸡蛋要完全煮熟，坚决不吃溏心蛋。

孕 3 月优选食物

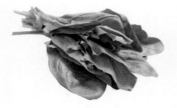

菠菜

富含叶酸，100 克菠菜大约含叶酸 169 微克，可预防胎宝宝神经管畸形。

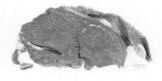

牛肉

富含铁、蛋白质和锌，可以补充胎宝宝生长所需的营养素，增强孕妈妈的免疫力。

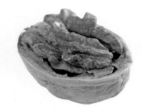

核桃

富含维生素 E、不饱和脂肪酸、镁等，可以促进胎宝宝大脑发育。

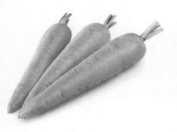

胡萝卜

富含胡萝卜素，进入体内可转化为维生素 A，能促进胎宝宝肝脏和眼睛的发育。

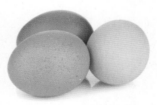

鸡蛋

富含蛋白质和卵磷脂，可以为胎宝宝的发育提供充足的蛋白质，卵磷脂还能促进胎宝宝大脑发育。

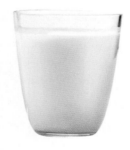

牛奶

富含蛋白质和钙，可以为胎宝宝肌肉、骨骼的发育提供所需的营养，还能增强孕妈妈的体质。

胡萝卜牛肉丝

材料 胡萝卜 100 克，牛肉 200 克。

调料 酱油、淀粉、料酒、葱段各 10 克，姜末 5 克，盐 3 克。

做法

1. 牛肉洗净，切成丝，用葱段、姜末、淀粉、料酒和酱油调味，腌渍 10 分钟；胡萝卜洗净，去皮，切成细丝。

2. 锅内倒油烧热，放入牛肉丝迅速翻炒，倒入胡萝卜丝炒至熟，加盐调味即可。

功效 胡萝卜中的胡萝卜素含量很高，胡萝卜素可以在人体内转化为维生素A，与牛肉一起用油烹调，可以提高胡萝卜素的吸收率，促进胎宝宝的视力发育。

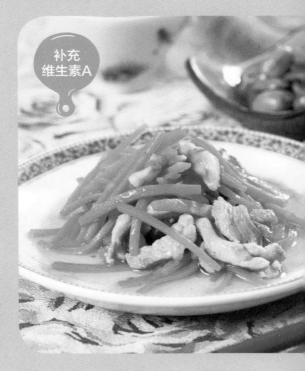

补充维生素A

牛奶鸡蛋羹

材料 鸡蛋 2 个，香蕉 1 根，牛奶 300 克。

做法

1. 鸡蛋打匀备用；香蕉去皮，切几片薄片备用，其余的用勺子压成泥。

2. 将牛奶倒入鸡蛋液中，再加入香蕉泥和香蕉片搅匀。

3. 锅中烧开水，将搅拌好的香蕉牛奶蛋液隔水蒸，大火蒸 10 分钟后关火，再闷 5 分钟即可。

功效 牛奶与鸡蛋同蒸，加入香蕉，不仅可为人体提供大量的蛋白质，还能增加矿物质钾、镁的摄入量，口感也很嫩滑。

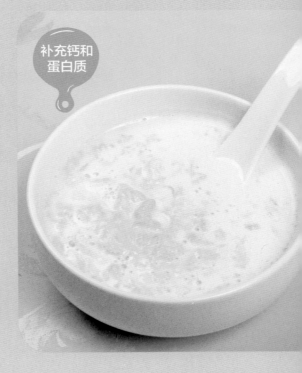

补充钙和蛋白质

李大夫问诊室

孕妈妈多吃一点，胎宝宝会不会长得更快一些？

李大夫答： 胎宝宝的生长发育速度是一定的，除非孕妈妈患有严重的营养不良，影响胎宝宝的生长发育。只要食物中含有基本的营养，胎宝宝不会因为妈妈吃什么、吃多少而改变正常的生长发育速度。所以，怀孕时不要吃太多，否则只能使自身体重快速增加，还可能导致妊娠糖尿病。而且需要剖宫产时，太胖也可能会影响手术。

几乎没什么妊娠反应，是不是胎宝宝没有发育啊？

李大夫答： 妊娠反应因人而异，有的人可能整个孕期都会呕吐，也有的人并不呕吐。这和孕妈妈体内的孕期激素水平有关，但并不能完全反映胎宝宝发育的好坏。不需要因为自己反应不强烈而担心。如果实在放心不下，就去医院检查一下，做个 B 超就什么都清楚了。不过一般都没事，按要求产检即可。

我怀孕的头三个月就长了 4 千克，怎么办？

李大夫答： 孕早期胎宝宝长得很慢，这 4 千克差不多都长在你身上了。你要做的是去看营养门诊，开出营养餐单，合理控制饮食和体重，别让后几个月体重飞速增长。

我就爱吃酸的，该怎么选择酸味食物呢？

李大夫答： 很多新鲜的酸味蔬果都含有丰富的维生素 C，可以增强孕妈妈的抵抗力，促进胎宝宝生长发育；酸奶富含钙、优质蛋白质、多种维生素和碳水化合物，还能促进肠道健康，孕妈妈可以适量食用。

也有些"酸"的食物不太适合经常吃，如人工腌制的酸菜、泡菜等，高钠、低营养，不适宜孕妈妈食用。

PART 4

孕中期
（孕 4~7 月）

胎宝宝生长加速期，怎么补才跟得上

孕中期饮食总指导

孕妈妈和胎宝宝的情况

孕中期，胎宝宝进入了急速生长期，体重会从3月末的20克左右增长到1000克左右，所以这个阶段所需的营养逐渐多起来了。

与此同时，孕妈妈的子宫增大、乳房增大、体重增加，一般孕早期会增重0.8~2千克，而孕中期则会增加6.4千克左右。孕妈妈也告别了初期的呕吐等不适反应，进入了相对比较舒服、胃口也好起来的阶段，但由于肠蠕动减弱、全身活动减少以及胎宝宝的压迫，容易造成便秘。

营养对策

1. 孕妈妈胃口变好，食欲大增，但是也极易增重过多，增加患妊娠糖尿病、妊娠高血压的风险，所以饮食上要满足营养需求，又不能吃得过多。

2. 胎宝宝生长发育很快，孕妈妈的饮食要相应增加热量以满足需要。

3. 增加蛋白质，尤其是优质蛋白质的摄入量，以促进胎宝宝大脑和身体的发育。

4. 孕中期开始，孕妈妈要储备热量为生产做准备，因此要保证脂肪的供给量。

5. 适量的矿物质和维生素是孕妈妈保持健康和胎宝宝健康发育的必备物质，孕中期尤其容易出现缺铁、缺钙等症状，因此在均衡营养的基础上，要侧重补充钙和铁，碘、锌等也不应缺乏；叶酸要继续补充，一直持续整个孕期。

孕中期的每日营养素需求量

蛋白质	脂肪	碳水化合物	维生素 A	维生素 D
70 克	占总热量的 20%~30%	130 克	770 微克	10 微克

维生素 B$_1$	维生素 B$_2$	维生素 B$_6$	叶酸	维生素 C
1.4 毫克	1.4 毫克	2.2 毫克	600 微克	115 毫克

钙	铁	碘	锌	硒
1000 毫克	24 毫克	230 微克	9.5 毫克	65 微克

孕中期每日食物构成

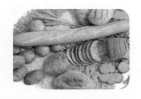

粮谷类及薯类
275~325 克

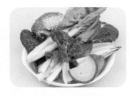

蔬菜类
400~500 克

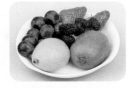

水果类
200~300 克

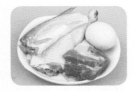

鱼、禽、蛋、肉（含动物内脏）
150~200 克

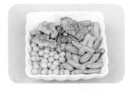

大豆及坚果
30 克

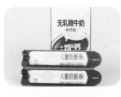

奶及奶制品
300~500 克

植物油
25 克

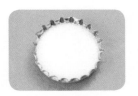

盐
< 5 克

水
1700 毫升

注：

1. 食物推荐量适用于低至中度身体活动水平的孕妈妈。

2. 粮谷类中，全谷物和杂豆不少于1/3；蔬菜类中，新鲜绿叶蔬菜或红黄色蔬菜占2/3以上。

3. 鱼、禽、蛋、肉交替食用；每周至少吃1次动物内脏和动物血，以补充维生素A和铁；每周至少吃1次海产品，以补充碘、锌等微量元素。

4. 控制盐的摄入，避免水肿。

李大夫有话说

孕妈妈吃点就饱怎么办

孕中期虽然不呕吐，但是随着子宫增大，孕妈妈的胃部会受到挤压。如果孕妈妈总是感觉胃口挺好但吃点就饱，那就要采取少吃、勤吃的策略了，这样既能保证营养素的摄入，又能减少胃部不适。

协和孕中期一日带量菜谱推荐

（身高160~165厘米，孕前体重55~60千克的孕妈妈，孕中期食谱举例）

餐次	食物	原料	量（克）	热量（千卡）	蛋白质（克）	脂肪（克）	碳水化合物（克）
早餐	拌蔬菜	胡萝卜	50	16	1	0	4
		菠菜	50	14	1	0	2
	牛奶	牛奶	250	165	8	10	13
	燕麦粥	燕麦片	75	254	8	0	58
	煮蛋	鸡蛋（白皮）	60	83	8	5	1
上午加餐	橘子	橘子	200	88	2	0	20
午餐	金银卷	面粉（标准粉）	76	275	12	2	54
		玉米面	37	130	3	2	27
	里脊炒油菜	香菇（鲜）	50	13	1	0	3
		猪肉（里脊）	50	75	10	4	0
		花生油	5	45	0	5	0
		油菜	50	7	1	0	1
	芹菜豆干	花生油	5	45	0	5	0
		豆腐干	25	49	4	3	2
		芹菜（白茎，旱）	50	7	1	0	1
下午加餐	饼干	饼干	25	109	2	3	18

续表

餐次	食物	原料	量（克）	热量（千卡）	蛋白质（克）	脂肪（克）	碳水化合物（克）
晚餐	荞麦米饭	大米	76	263	6	1	59
		荞麦	37	125	3	1	27
	清炒西蓝花	西蓝花	100	27	4	1	4
		花生油	5	45	0	5	0
	青椒鸡丝	柿子椒	100	22	1	0	5
		鸡胸肉	50	59	12	1	0
		花生油	5	45	0	5	0
晚上加餐	龙须面	鸡蛋（白皮）	25	35	3	2	0
		面粉（标准粉）	50	181	8	1	35
		菠菜	20	6	1	0	1
合计				2183	100	56	335

（参考：北京协和医院营养餐单）

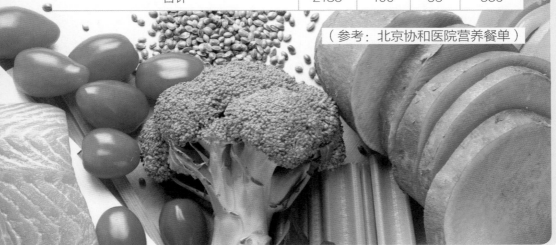

孕4月

不当"糖妈妈"该怎么吃

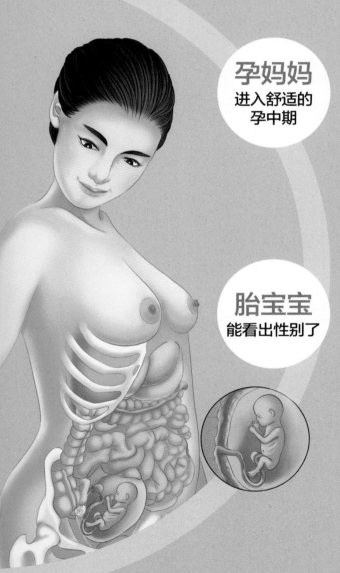

孕妈妈
进入舒适的孕中期

1. 孕妈妈的食欲开始增加，口味也会发生一些变化，可能孕前不喜欢吃的东西现在一下子又想吃了。

2. 此时，孕妈妈的子宫已经长到小孩的头一样大小，妊娠反应逐渐消失，但是可能会出现白带增多、腹部有沉重感、尿频等情况，妊娠斑也越发明显。因为胎盘的发育完成，流产的可能性会大大减少，现在是较舒适的孕中期了。

胎宝宝
能看出性别了

1. 胎宝宝膀胱功能已逐渐增强，常会有排泄行为。

2. 能够分辨出性别，男宝宝的外生殖器已凸出，女宝宝卵巢开始形成。

3. 胎宝宝的成长速度越来越快，骨骼发育得更加完善，胎宝宝头上发旋的位置与纹路也开始形成。

4. 胎宝宝大约11厘米，身体内外的构造更加完整，眼球会动，身体开始频繁地活动，有些孕妈妈能感觉到胎动。

孕妈妈所需的重点营养

重点营养	孕妈妈的情况	食物来源
蛋白质	子宫和乳房不断增大，补充蛋白质有助于肌肉组织的增长	鱼类、蛋类、瘦肉、大豆及其制品等
维生素C	随着胎宝宝的快速发育，孕妈妈可能会出现妊娠纹或者妊娠斑，补充这些营养素可增加皮肤和肌肉的弹性	番茄、橙子、猕猴桃等
维生素E		玉米、腰果、橄榄油等

胎宝宝所需的重点营养

重点营养	胎宝宝的情况	食物来源
锌	生殖器官迅速发育，锌可以很好地促进生殖器官发育	牡蛎、瘦肉、鱼类、蛋黄、花生等
钙	骨骼正在迅速发育，钙、磷、维生素D对骨骼发育有好处	奶及奶制品、虾皮、黑芝麻等
磷		虾皮、鱼类等
维生素D		猪肝、蛋黄、乳酪、鱼肝油等
B 族维生素	可以做许多动作和表情，大脑正快速发育，这些营养素有助于大脑发育	燕麦、酵母、糙米等
维生素A		胡萝卜、豆类、动物肝脏等
脂肪		各种植物油、坚果等

养胎饮食指南

• 每天增加 300 千卡热量

为了胎宝宝的成长，孕妈妈需适当增加热量。中国营养学会建议孕妈妈在孕中期每天增加 300 千卡的热量。

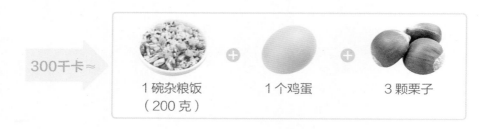

300千卡≈ 　1 碗杂粮饭（200 克）　+　1 个鸡蛋　+　3 颗栗子

• 胎儿甲状腺开始发育，不要缺碘

在孕 14 周左右，胎宝宝的甲状腺开始发育。而甲状腺需要碘才能发挥正常的作用。如果孕妈妈碘摄入不足，胎宝宝出生后甲状腺功能低下，会影响中枢神经系统，特别是大脑的发育。

孕妈妈每天宜摄入 230 微克碘。鱼类、贝类和海藻类等海产品是含碘比较丰富的食物，孕妈妈可以多食用。一般孕妈妈只要坚持食用碘盐，同时每周吃 1~2 次海带、紫菜、海虾等海产品，就基本能保证足够的碘摄入了。

缺碘、碘补过了都不好，一般来说，如果孕妈妈不缺碘，就不用特别补。

• 从现在开始少吃盐，避免孕中晚期水肿

正常人每天的食盐建议摄入量是 5 克内，孕妈妈可以在此基础上再降低用盐量，而对于孕前就有高血压的孕妈妈来说，更要减少用盐量。不仅要控制饮食中的烹调用盐，还应留意一些食物中的隐形盐。

• 吃深色蔬果，摄取更多营养

蔬果具有低热量、低脂肪、高膳食纤维、高维生素和矿物质的特点，孕妈妈经常吃蔬果有助于预防孕期并发症，尤其是深色蔬果含有更多的营养物质，如花青素、番茄红素等，可以帮助孕妈妈预防妊娠斑。常见的深色蔬果有葡萄、桑葚、草莓、芒果、菠菜、紫甘蓝、胡萝卜等。

• 增加蛋白质摄入量，每天达到 70 克

中国营养学会建议蛋白质提供的热量占到总热量供应的 10%~15%，孕妇应适当增加。孕中期蛋白质每日摄入量应达到 70 克。当然，由于身高、体重的差异，每位孕妈妈的蛋白质需求量并不完全相同。

1 优质蛋白质的动物性食物来源

- 动物性食物中的肉、禽、鱼、蛋、奶及奶制品都是蛋白质的良好来源，能提供人体所需的必需氨基酸。
- 建议多吃瘦肉，不吃肥肉。还可选择去皮禽肉、鱼虾等。一周要吃 1~2 次深海鱼，比如三文鱼、秋刀鱼等富含 DHA 的鱼类，有利于胎宝宝大脑的发育。
- 奶及奶制品可以选择牛奶、酸奶，还可以适当选择孕妇奶粉。

2 优质蛋白质的植物性食物来源

- 植物性食物中的豆类、坚果、谷类等也含有蛋白质，其中大豆及其制品中的蛋白质属于优质蛋白质。
- 其他植物性蛋白质不能提供全部的必需氨基酸，不同类别的食物混合食用可以实现蛋白质互补。

 一天蛋白质需求量≈

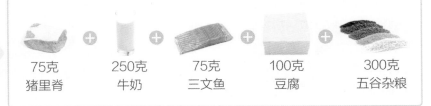

75克 猪里脊 ＋ 250克 牛奶 ＋ 75克 三文鱼 ＋ 100克 豆腐 ＋ 300克 五谷杂粮

控制总热量，避免肥胖和妊娠糖尿病

均衡饮食，控制体重

通过饮食摄入的总热量是影响血糖变化的重要因素，所以孕妈妈必须限制每日从食物中摄入的总热量，要做到控制进食量，少吃肉，多吃蔬菜和豆类，适当吃水果。

一般每日每千克体重需要的热量为 30~35 千卡。最好让医院的营养师根据个人具体情况制订适合的食谱。

1 主食类要限制

如米、面、薯类等食物，每日的摄入量应在 250 克左右。

2 蛋白质的供给要充足

摄入动物性蛋白质，应选择瘦畜肉、鱼肉、去皮禽肉等，并且不能过量。另外，要多吃大豆及其制品，增加植物性蛋白质的摄入。

3 避免高脂饮食

高脂饮食可诱发妊娠糖尿病。食用油应选择富含不饱和脂肪酸的橄榄油、亚麻籽油等，摄入量每天控制在 25 克以内，饱和脂肪酸的摄入量不应超过脂肪摄入总量的1/3，少吃或不吃动物性脂肪。

4 补充维生素和矿物质

多吃蔬菜以补充维生素。经常食用富含铁、钙等矿物质的食物，如牛奶、鱼、瘦畜肉、动物肝脏等。

选择低生糖指数食物

高生糖指数食物会刺激胰岛分泌更多的胰岛素，孕妈妈如果长期进食高生糖指数食物，会使胰岛 β 细胞功能的代偿潜能进行性下降，最后不能分泌足够的胰岛素使血糖维持在正常范围，从而引发妊娠糖尿病。

低生糖指数食物

谷类	● 煮过的整粒小麦、大麦、黑麦，黑米、荞麦、玉米等制作的粗粮食物。
干豆	● 绿豆、豌豆、红豆、蚕豆、鹰嘴豆等。
奶及奶制品	● 几乎所有的奶及奶制品生糖指数都很低，如牛奶、酸奶等。
水果类	● 含果酸较多的水果，如猕猴桃、柑橘、柚子等。
蔬菜	● 蔬菜基本都是低生糖指数食物，尤其是叶菜类，如菠菜、油菜、白菜等。

避免过量吃甜食

甜食含有大量蔗糖、葡萄糖，比如巧克力、冰激凌、月饼、甜饮料等。食用这些食品，糖分会很快被人体吸收，血糖会陡然上升并持续一段时间（维持时间较短），造成血糖不稳定或波动，长期食用这些食品还会导致肥胖。

多吃富含膳食纤维的食物

在可摄入的分量范围内，多摄入高膳食纤维食物，如以糙米饭或五谷米饭代替白米饭，增加蔬菜的摄入量，选择低糖新鲜水果，不喝甜饮料等，有助于平稳血糖。

吃零食要有节制

从饮食方式上说，不能无节制地吃零食，尤其是糖果、点心、冰激凌等甜食，因为过量的糖进入身体会导致血糖快速升高，并导致孕妈妈或胎宝宝肥胖。千万不要为了饱口福而随心所欲地吃。喜欢吃零食的孕妈妈可以每天吃一小把坚果种子类食物，如核桃、杏仁等，这些食物富含不饱和脂肪酸，饱腹感强，可以减少对葡萄糖的吸收，有助于平稳血糖，还有助于胎宝宝的大脑发育。

孕 4 月优选食物

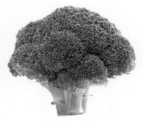

西蓝花

富含胡萝卜素、维生素C、硒、黄酮类化合物等，能促进胎宝宝心脏的健康发育，还能增强孕妈妈的免疫力。

燕麦

富含膳食纤维、β-葡聚糖和B族维生素。孕妈妈日常饮食中加入燕麦等粗粮，还能有效降低餐后血糖，预防妊娠糖尿病。

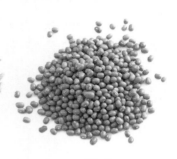

绿豆

属于低生糖指数食物，富含膳食纤维、蛋白质、钾和钙，可预防孕期便秘、妊娠糖尿病，夏季喝绿豆汤能消暑止渴。

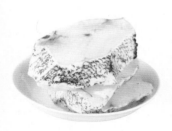

鳕鱼

富含优质蛋白质、DHA、维生素 D 等，有助于胎宝宝骨骼和大脑的发育。

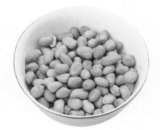

花生

富含蛋白质、锌、脂肪，有助于胎宝宝大脑等的发育。

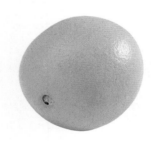

橙子

含有丰富的维生素C、果酸，可以改善食欲，和富含铁的肉类同食还能促进铁的吸收。

田园蔬菜粥

材料 大米100克，西蓝花、胡萝卜、
　　　蘑菇各40克。

调料 盐1克，肉汤500克。

做法

① 西蓝花洗净，掰成小朵；胡萝卜洗
净，去皮，切丁；蘑菇去蒂洗净，切
片；大米淘洗干净。

② 锅置火上，倒入肉汤和适量清水大火
烧开，加大米煮沸，转小火煮20分
钟，下入胡萝卜丁、蘑菇片煮至熟
烂，倒入西蓝花煮3分钟，再加入盐
拌匀即可。

功效 这款粥可为孕妈妈提供丰富的
维生素C、胡萝卜素、钙、锌、膳食纤
维等营养，开胃、清淡、易消化。

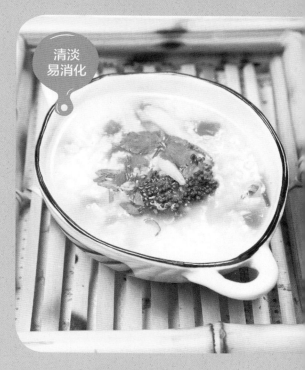

清淡
易消化

清蒸鳕鱼

材料 鳕鱼块500克。

调料 葱段、花椒粉、盐、料酒、酱油、
　　　水淀粉各适量。

做法

① 鳕鱼块洗净，加盐、花椒粉、料酒抓
匀，腌渍20分钟。

② 取盘，放入鳕鱼块，送入烧沸的蒸锅
蒸15分钟，取出。

③ 锅置火上，倒入适量油烧至七成热，
加酱油、葱段炒出香味，淋入蒸鳕鱼
的原汤，用水淀粉勾芡，淋在鳕鱼块
上即可。

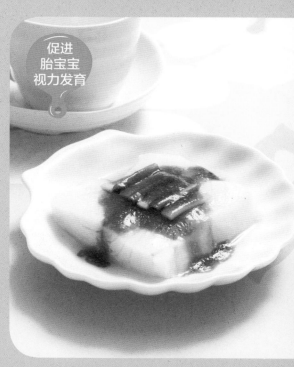

促进
胎宝宝
视力发育

李大夫问诊室

很多孕妈妈 3 个月以后就不吐了，为什么我反而吐得更厉害了？

李大夫答： 孕妈妈在孕早期会出现食欲缺乏、呕吐等早孕反应，这是孕妈妈特有的正常生理反应，通常会在孕12 周左右自行缓解。但有的孕妈妈会出现孕吐提前开始、迟迟不消退的情况，如果呕吐不是特别严重，都是正常的。

如果呕吐、恶心严重，建议到医院检查，确定是否有其他病理情况。柠檬汁、土豆、苏打饼干等食物对孕吐有改善作用。

有必要服用铁剂吗？

李大夫答： 补铁应该以食补为主，是否需要服用铁剂，需要根据个人情况而定。孕期对铁的需求量是变化的，孕晚期对铁的需求量最大。建议孕妈妈在孕中期检查是否贫血，如果贫血，那就要及时补充铁剂。另外，孕前就贫血的孕妈妈最好根据医嘱补充铁剂。

坚持吃核桃对胎宝宝很好，但我不喜欢吃，怎么办？

李大夫答： 核桃富含不饱和脂肪酸，对胎宝宝的大脑发育非常有利。如果不喜欢吃核桃，可以选择别的坚果代替，如花生、瓜子、腰果等，也可以将核桃和豆类打成豆浆喝。

孕妈妈可以喝冷饮吗？

李大夫答： 冷饮并不能真正降低体温（除非喝得特别多），也不会影响血液循环，所以对孕妈妈和胎宝宝的健康影响不大。只是有些孕妈妈喝冷饮会刺激肠胃，造成胃部不适。如果孕妈妈孕前经常喝冷饮，可以少量喝一些，而孕前就极少喝冷饮的孕妈妈最好不喝，对低温特别敏感的孕妈妈更要注意。

孕5月

促进胎宝宝骨骼发育应该怎么吃

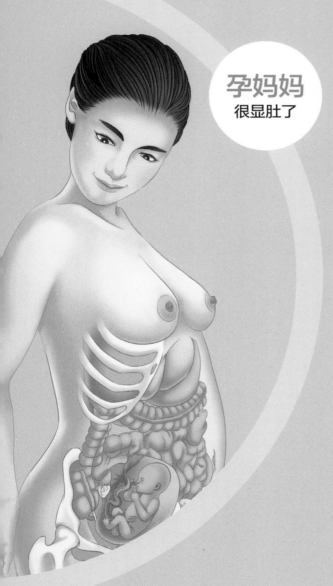

孕妈妈
很显肚了

1. 乳房不断增大，乳晕颜色继续加深。乳房分泌浅黄色液体，为哺乳做准备。

2. 臀部更加丰满，外阴颜色加深。

3. 子宫如成人头部大小，下腹部明显隆起。

4. 子宫底的高度约与肚脐齐平。

胎宝宝
长头发了

1. 大脑：仍在发育。

2. 头发：长了一层细细的异于胎毛的头发。

3. 眉毛：开始形成。

4. 胎盘：直径有所增加。

5. 四肢：骨骼和肌肉发达，胳膊和腿不停地活动。

孕妈妈所需的重点营养

重点营养	孕妈妈的情况	食物来源
蛋白质	缓解孕期牙龈出血、便秘等问题	鱼类、蛋类、瘦肉、大豆及其制品等
维生素 C		柑橘、柚子、小白菜等
膳食纤维		全谷类、坚果种子类、新鲜蔬果等
叶酸	避免出现贫血	菠菜、油菜等绿叶蔬菜，橘子、橙子等柑橘类水果
铁		动物肝脏、动物血、瘦肉、蛋黄、鱼类等

胎宝宝所需的重点营养

重点营养	胎宝宝的情况	食物来源
钙	胎宝宝这个阶段开始储备皮下脂肪，需要补充大量的蛋白质、钙和脂肪	奶及奶制品、蛋类、肉类、虾皮等
蛋白质		瘦畜肉、去皮禽肉、鱼、虾、大豆及其制品、蛋类等
脂肪		瘦畜肉、去皮禽肉、鱼、虾、坚果等
B 族维生素	听力形成，视网膜开始形成，对强光有反应，补充 B 族维生素、维生素 A 有利于胎宝宝的眼耳发育	燕麦、酵母等
维生素 A		胡萝卜、绿叶蔬菜、动物肝脏等

养胎饮食指南

• 注意摄入钙和维生素 D，促进胎宝宝骨骼发育

到了孕中期，胎宝宝的骨骼和牙齿等发育都需要钙的支持，孕妈妈对钙的需求量也增长为每天 1000 毫克。孕妈妈每天除了喝 300 克鲜奶或酸奶补钙，还可以适量摄入豆制品、坚果等。

另外，在孕中期，如果孕妈妈已经补充了复合营养素片，没有出现任何不适症状，就不需要单独补钙。但是，如果出现了小腿抽筋、牙齿松动、关节疼痛、骨盆疼痛等症状，那就需要有针对性地补钙了。

• 注意钙与磷的摄入比例

钙和磷是构成胎宝宝骨骼和牙齿的重要物质。在孕中期，胎宝宝骨骼和牙齿开始发育，这时需要补充大量的钙、磷和维生素 D。一定要注意钙和磷的摄入比例。

如果孕妈妈钙和磷的摄入比例不当，胎宝宝出生后就有可能患佝偻病和软骨病，婴儿出牙时间也会延迟，容易发生龋齿。

含钙、磷的食物有奶及奶制品、海带、大豆、木耳、花生、动物肝脏、鱼虾类等。绿色蔬菜也可以弥补钙和磷摄入的不足。必要时还可通过钙片和鱼肝油来补充。

• 控制热量摄入，避免体重增长过快

大多数孕妈妈胃口会突然变大，饥饿感总是如影随形。不过，不能因为胃口好了，饮食就毫无顾忌，不能过量摄入食物，特别是高糖、高脂肪食物，如果此时不限制饮食，会使胎宝宝长得过大，给以后的分娩带来一定困难。

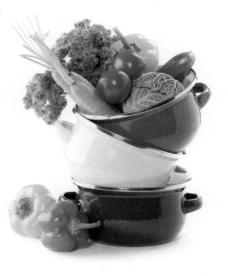

孕中期，热量摄入仅比孕前多 300 千卡（约为 200 克牛奶和 50 克肉蛋的量），其中，蛋白质要增加 15 克，也就是鸡蛋、肉类、豆制品等蛋白质类食物总量每天增加 50 克即可。

• 供给好脂肪，促进胎宝宝器官发育

脂肪是促进人体生长发育和维持身体功能的重要物质。胎宝宝大脑和身体其他部位的生长发育都需要脂肪酸，尤其是大脑，50%～60% 由各种必需脂肪酸构成。

在摄入脂肪时，应以植物性脂肪为主，多吃豆类、坚果等；适当食用动物性脂肪，如瘦肉、动物内脏、奶类等，避免食用肥肉、鸡皮、鸭皮等。

• 多吃高锌食物，避免胎宝宝发育不良

锌是体内 100 多种酶的组成成分，参与体内热量代谢，与蛋白质的合成密切相关。胎宝宝缺锌会影响大脑发育，出现低体重，甚至畸形。

牡蛎含锌量最高，其他海产品和肉类次之。含锌量比较高的植物性食物有黑芝麻、糯米、大豆、紫菜等；含锌量比较高的动物性食物有猪心、猪排、猪腿肉、猪肝等。

• 增加维生素 A 或 β - 胡萝卜素的摄入，促进胎宝宝视力发育

维生素 A 与胎宝宝的视力发育、皮肤发育、抵抗力提升等关系密切。孕中期每天的推荐摄入量为 770 微克。动物性食物如动物肝脏、动物血、肉类等是维生素 A 的良好来源。

β-胡萝卜素在人体内可以转化为维生素A，在红色、橙色、深绿色植物中广泛存在，所以西蓝花、胡萝卜、菠菜、南瓜、芒果等也是维生素A的重要来源。

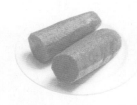

1 根胡萝卜（约 100 克）
含有 4107 微克胡萝卜素

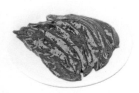

1/10 个猪肝（约 100 克）
含有 6502 微克维生素 A

体重增长偏慢的
孕妈妈怎么进食

怀孕之后，体重增长是必然的。由于胎宝宝依靠胎盘获取营养，如果孕妈妈没有获得足够的体重，那胎宝宝就有可能出现营养不良、生长迟缓等，可以说，孕妈妈的体重增长在一定程度上反映了胎宝宝的生长发育情况。

对于体重增长不满意的孕妈妈要从以下几个方面来调整饮食，使体重合理增长。

适当增加总热量

体重偏低的孕妈妈要考虑增加总热量的摄入，尤其是增加碳水化合物的摄入量。主食一天不少于 250 克，粗细粮搭配，品种多样，比如八宝饭或杂豆饭。

少食多餐，适当加餐

体重增长过慢而食欲不好的孕妈妈应多次进餐，通过增加餐次，增加食物总的摄入量。各类营养素都要适当均衡地增加摄入量。

保证足够优质脂肪的摄入

孕妈妈自身的身体变化和胎宝宝的生长发育都要消耗大量热量，而胎宝宝的大脑发育，以及脂溶性维生素的吸收与利用都需要脂肪的参与，因此体重增长慢的孕妈妈要适量增加脂肪摄入量，但不要盲目选择高脂肪食物，以免导致肥胖。

要多摄入含不饱和脂肪酸的食物，如鱼虾贝类、禽肉、蛋、坚果等，食用油

**晨宝朵妈
经验谈**

怀两个宝宝，我孕期增重 23 千克

我怀孕的时候了解到，怀双胞胎的孕妈妈如果体重增加不足，早产的概率会很大，所以我整个孕期都很注意体重，事实证明增长 23 千克是不错的成绩。虽然我服用了膳食补充剂，但我还是以饮食调理为主，基本上做到了粗细粮搭配、少食多餐、蔬果吃得足足的，同时我每天会进行不少于半小时的轻微运动。

选择橄榄油、花生油、大豆油、葵花子油等，少吃饱和脂肪酸含量高的食物，如奶油、油炸食品、肥肉、黄油等。

新鲜蔬果摄入要充足

新鲜的蔬菜和水果富含维生素，可以增强孕妈妈的抵抗力，促进胎宝宝生长发育，还能缓解孕吐，孕妈妈要适当多吃。此外，还可以将蔬菜和水果搭配起来打成汁饮用。

可适当增加健康零食

为了胎宝宝健康，孕妈妈不得不放弃一些平时心爱的零食。孕妈妈可能时常会觉得饥饿难耐，营养和胃口要得到保证，需要一定的零食储备，饥饿时还可以喝些孕妇奶粉。但是，体重不达标的孕妈妈千万不要靠吃甜食来增重。

在选择零食的时候，需要把握几个原则。

- 低脂、低糖、低盐。
- 营养丰富，含有叶酸、钙、铁、锌、必需脂肪酸和膳食纤维等。
- 天然、新鲜，不含过多食品添加剂。

健康的零食也可以为孕妈妈补充营养。孕妈妈可以选择这几样零食。

酸奶
富含钙、蛋白质和膳食纤维

麦片
富含碳水化合物和膳食纤维

坚果
含有丰富的矿物质、不饱和脂肪酸，可降低心脏病患病率

葡萄干
富含铁，能补气血，利水消肿

红枣
含有丰富的维生素 C 和铁，可很好地补益气血

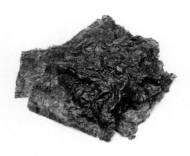

全麦面包
能提供丰富的碳水化合物和膳食纤维

海苔
富含碘、铁、锌及多种维生素

孕 5 月优选食物

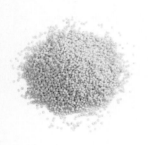

小米

B 族维生素、胡萝卜素和铁的含量很丰富，有利于预防贫血，有助于胎宝宝的器官发育。

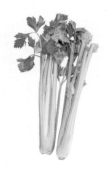

芹菜

富含维生素 C、钾和膳食纤维，帮助孕妈妈预防和缓解孕期便秘和妊娠糖尿病。

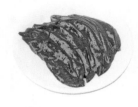

猪肝

铁和维生素 A 的含量十分丰富，适量食用，可以避免孕妈妈出现缺铁性贫血。

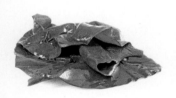

海带

富含碘、钾、铁等矿物质，还富含维生素 B_2，有利于胎宝宝的器官和视力发育。

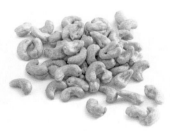

腰果

富含脂肪、蛋白质和钙、磷、铁等矿物质，有助于胎宝宝肌肉、骨骼、大脑的发育。

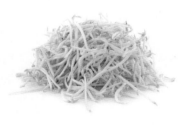

豆芽

含有丰富的植物蛋白质、叶酸、维生素 C 及钙，可以为孕妈妈补充营养，还有助于胎宝宝骨骼和大脑的发育。

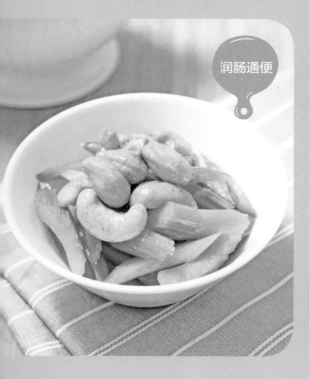

西芹腰果

润肠通便

材料 西芹 250 克，腰果 40 克。

调料 盐 2 克，葱花、姜丝各 5 克。

做法

1. 油锅烧至四成热，放入腰果，炸至微微变黄，捞出，沥油，凉凉后备用；西芹择洗干净，切段。

2. 油锅烧至六成热，放入葱花、姜丝，炒出香味后捞出。

3. 快速放入西芹段、腰果、盐，略微翻炒，快速出锅装盘。

功效 西芹可以通便排毒，还能维持体内的钙钾平衡，预防妊娠高血压；腰果富含不饱和脂肪酸和硒，可润肠通便、促进胎宝宝大脑发育。

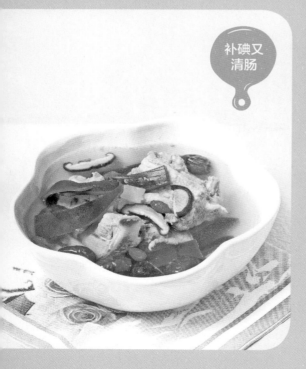

海带腔骨汤

补碘又清肠

材料 腔骨 500 克，水发海带 50 克，枸杞子 5 克，红枣 20 克，水发香菇 3 朵。

调料 姜片、盐各 3 克，料酒、醋各 10 克，香油少许。

做法

1. 将腔骨洗净，剁块，焯烫，捞出；香菇洗净，去蒂，切片；枸杞子、红枣洗净；海带洗净，切段。

2. 将材料（除枸杞子）放锅中，加姜片、料酒，大火煮开后改小火慢炖，直至快熟时放枸杞子、盐、醋，继续煮至熟时关火，淋香油即可。

如果经常觉得饿，推荐吃什么？

李大夫答： 大多数孕妈妈此时胃口会变大，饥饿感总是如影随形。不过，不要因为胃口好了，饮食就毫无顾忌了，不能过量饮食。孕中期，每日热量摄入仅比之前多了300千卡。如果担心热量摄入过多，可以选择低脂肉类和脱脂牛奶，还可以用水果、全麦面包来代替点心、泡面，这样不仅有助于控制体重，还会让胃比较舒服。

孕中期体重增长每月低于1千克或高于3千克都是不适当的，孕妈妈可以在家自己监测体重。

每次产检时，体重都很标准，吃东西时是否不用太控制？

李大夫答： 怀孕后比平时容易得糖尿病，虽然检查时体重标准，但是如果敞开吃，同样会加大血糖增高的风险。不仅如此，如果孕妈妈没有节制地吃，不注意控制体重，还会增加其他妊娠并发症的发病率；如果不小心吃了孕期禁忌的食物或不干净的食物，也会引起胃肠不适。

B超显示胎宝宝比实际孕周小，怎么办？

李大夫答： 在产检时，经常会遇到胎宝宝比实际孕周小、体重较轻的情况，排除一些感染或者染色体影响的问题，如果孕妈妈体重增长不达标，食欲也不好，就要进行膳食调整。如果孕妈妈平时主食摄入过少或蛋白质和脂肪摄入过少，也可能影响胎宝宝的生长发育，要有针对性地增加这些食物的摄入。

如果体重增长正常，体重也比较合理，就有可能是遗传因素导致胎宝宝偏小，如父母有一方体形瘦小，此时孕妈妈不用担心。还有可能是胎盘功能不良，胎宝宝得不到充足的营养，这种情况医生会安排治疗。

孕妈妈血容量增加，避免贫血怎么吃

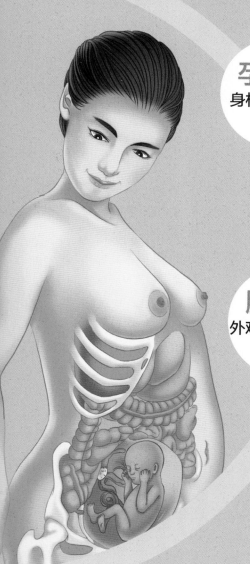

孕妈妈
身材更加丰满

胎宝宝
外观更接近出生的样子

1. 孕妈妈身体越来越笨重，子宫也日益增大压迫到肺，孕妈妈在上楼时会感觉到吃力，呼吸相对困难。

2. 胸部越来越丰满，此时，需要对乳头进行适当的按摩。

3. 小腹明显隆起，一看就是孕妇的模样了。

4. 偶尔会感觉腹部疼痛，是子宫韧带被牵拉的缘故。

1. 大脑：快速发育，皮质褶皱并出现沟回，以给神经细胞留出生长空间。

2. 脐带：胎宝宝好动，有时会缠绕在身体周围，但并不影响活动。

3. 皮肤：有褶皱出现。

4. 肺泡：开始形成。

5. 手脚：在神经控制下，胎宝宝能把手臂同时举起来，能将脚蜷曲起来以节省空间。

6. 活动增多：胎宝宝的活动越来越频繁，并且开始出现吞咽反应。

孕妈妈所需的重点营养

重点营养	孕妈妈的情况	食物来源
维生素 C 等各种维生素	容易出现妊娠斑，多摄入维生素 C 可以预防妊娠斑的出现	各种新鲜蔬果
铁	孕妈妈自身血容量的增加和胎宝宝的发育都需要大量的铁	瘦畜肉、动物肝脏、动物血、芝麻酱等

胎宝宝所需的重点营养

重点营养	胎宝宝的情况	食物来源
DHA	胎宝宝的大脑发育迅速，DHA 能促进脑细胞分化	各种深海鱼类，核桃、腰果等坚果类
牛磺酸	胎宝宝神经系统以及视网膜的发育都需要牛磺酸的参与	海鱼、贝类等

李大夫
有话说

孕中期要避免发生静脉曲张

怀孕后，子宫和卵巢的血容量增加，以致下肢静脉回流受到影响，进而导致静脉曲张。防治静脉曲张，孕妈妈要避免体重增加太多，不要久站或久坐，不宜穿紧口袜，可以选择医用弹力袜，还要坚持每天散散步，以促进全身血液循环。

养胎饮食指南

• 适当吃猪肝等高铁食物，避免孕期贫血

孕中期开始，孕妈妈血容量迅速增加，一直到孕 32~34 周时达到高峰，因此孕妈妈对铁的需求量大增，此时每日铁的摄入量应达到 24 毫克，不然很容易发生贫血，影响孕妈妈和胎宝宝的健康。

猪肝补铁效果好，为使猪肝中的铁更好地被吸收，建议孕妈妈食用猪肝坚持少量多次的原则，每周吃 1~2 次，每次吃 30~50 克。但一定要购买来源可靠的猪肝，烹调时一定要彻底熟透再吃。此外，瘦肉、蛋类、绿叶蔬菜、木耳、海带、豆制品等也都是铁的良好来源。

• 正确吃蔬菜，最大化吸收各种维生素

蔬菜称得上是维生素和矿物质的宝库，但是其所含的营养，尤其是水溶性维生素，遇水、遇热、遇空气极易流失，致使不少孕妈妈明明吃了很多蔬菜，维生素的摄入量却仍然不足。其实要想最大化保留其中的营养，就要注意烹调方法。

先洗再切	蔬菜洗后再切可以避免水溶性维生素从切口流失，还要注意现吃现做，别提前切好放置太久，这样会造成营养素的流失。
某些蔬菜最好先焯水	菠菜、苋菜、莴笋等蔬菜草酸含量较高，会妨碍体内铁、钙等的吸收，食用前先焯烫一下可去除大部分草酸。
尽量切大块	蔬菜切得越细碎，烹调的时候流失营养的缺口就越多，因此为了更好地保存营养，尽量切大块。
大火快炒	炒菜的时候要急火快炒，减少加热时间过长造成的营养流失，炒好立即出锅。

• 多吃深海鱼补充 DHA，胎宝宝更聪明

鱼类含有优质蛋白质、DHA、卵磷脂等，有益于胎宝宝的大脑发育，鲈鱼、草鱼等普通鱼类以及三文鱼、鳗鱼、鳕鱼等深海鱼类都是很好的选择。孕妈妈的饮食中应该保证鱼类的摄入，每次摄入 40～75 克，每周摄入 2～3 次。体重增加过多的孕妈妈甚至可以适当减少畜肉的摄入，代之以鱼肉。孕妈妈吃鱼最好选择清蒸，可避免油腻；也可炖汤，但要少放调料，清淡为好。

• 补充牛磺酸，促进胎宝宝大脑和视网膜发育

牛磺酸是一种氨基酸，能提高视觉功能，促进视网膜的发育，同时促进大脑生长发育。如果视网膜中缺少牛磺酸，就会导致视网膜功能紊乱，不利于胎宝宝视力发育。建议孕妈妈经常吃些富含牛磺酸的食物，如牛肉、青花鱼、沙丁鱼、虾等。

• 早餐一定不能省，重量更重质

早餐是睡醒后的第一餐，摄取的热量应占全天总热量的 30％，孕妈妈一定要吃，并且一定要吃好，以免引起低血糖等不良反应。

高品质的早餐应该富含碳水化合物、蛋白质、维生素和矿物质这四大类营养素，可以让孕妈妈整个上午都精力充沛，胎宝宝自然也能获取更好的营养。

1 主食	2 肉、蛋、奶、豆制品
提供碳水化合物，增强体力，促进胎宝宝发育	富含蛋白质及不饱和脂肪酸，是胎宝宝长骨骼、长大脑等必不可少的物质

3 蔬果	4 坚果
富含维生素、植物化学物、膳食纤维等，可促进胎宝宝发育，帮助孕妈妈通便	富含矿物质和不饱和脂肪酸，促进胎宝宝大脑发育

素食孕妈妈怎么吃

素食孕妈妈因为不吃畜肉、禽肉、鱼类等，容易造成蛋白质、维生素 B_{12}、多不饱和脂肪酸、铁等营养素的缺乏，所以饮食合理搭配，食用不同种类的食物以摄取相应的营养特别重要。

摄入多种谷物和薯类

谷物和薯类不仅富含碳水化合物，提供热量，还富含 B 族维生素、矿物质和膳食纤维，每天摄入总量要达到 250~400 克，并减少精白米面的比例，增加糙米、燕麦等谷物以及土豆、红薯、芋头等薯类的摄入。不同种类的粗粮营养价值不完全相同，燕麦富含蛋白质，小米富含谷氨酸、维生素 B_1，高粱富含不饱和脂肪酸、铁。

经常吃坚果

核桃、松子、栗子等坚果可提供丰富的不饱和脂肪酸、钙、锌等成分，有利于胎宝宝的大脑发育，素食孕妈妈每天可以吃 20~30 克。

增加大豆及其制品的摄入

大豆及其制品所提供的优质蛋白质可以媲美动物性蛋白质，应成为素食人群获取蛋白质的主要来源，同时大豆及其制品还可以提供铁、钙等营养成分。大豆及其制品的摄入量每天要达到 50~80 克才能满足需要，其中最好包括 5~10 克的发酵豆制品，比如纳豆、味噌等，可提供维生素 B_{12}。

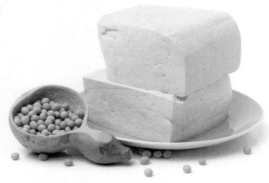

蔬菜的摄入量要充足

每天蔬菜的摄入量要达到 500 克左右，并且绿叶蔬菜占到一半以上，以获取丰富的矿物质和维生素，同时还要多吃菌藻类食物，可提供多不饱和脂肪酸、蛋白质、膳食纤维、多种矿物质等，有助于预防慢性病。

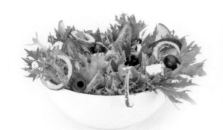

经常变换不同种类的植物油

应经常变换不同种类的植物油，以满足人体对必需脂肪酸的需要，大豆油、菜籽油、紫苏油、橄榄油等都是不错的选择。但是植物油每天的摄入量以 25~30 克为宜，不能过量，否则会增加患心血管疾病的风险。

不要过量使用调味料

不要过量使用调味料，比如糖和盐。添加糖的摄入量每天最好控制在 25 克以下，盐的摄入量每天不宜超过 5 克。

注意食物的烹调方法

烹饪时多用蒸、煮、炖、焖、焯、凉拌、急火快炒等方式，尽量少用油煎、油炸、油焖等方式。

李大夫
有话说

素食孕妈妈更要注意补铁

素食孕妈妈可以多选择黑芝麻、紫菜、木耳、菠菜、豆腐干、蛋黄等食物。虽然这些食物所含铁的吸收率远不如动物性食物，但也是在兼顾饮食习惯的基础上尽量增加铁的摄入量。另外，在摄入上述食物补充铁时，应同时选择富含维生素 C 的食物或补充维生素 C 制剂，因为这些食物中的铁为非血红素铁，在有维生素 C 参与的情况下可以被更好地吸收。

如果素食孕妈妈已经出现贫血或铁缺乏的迹象，应在医生指导下服用铁剂，而不是仅仅通过食物来补铁。

孕 6 月优选食物

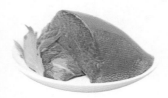

猪肝

富含铁和维生素 A，适量食用，可改善孕妈妈缺铁性贫血症状，还可为胎宝宝的发育补充足量的铁。

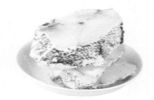

鳕鱼

富含优质蛋白质，也是维生素 B_6 等的良好来源，可以促进胎宝宝生长发育，对改善孕妈妈孕吐也有一定作用。

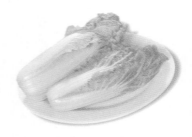

大白菜

富含维生素 C、维生素 B_1、钙、膳食纤维等，可以促进铁吸收，还能润肠通便。

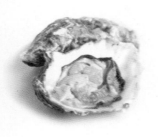

牡蛎

富含牛磺酸、钙、铁、磷、锌等物质，其中的牛磺酸能够促进胎宝宝中枢神经系统的发育，对胎宝宝视网膜的发育也很有好处。

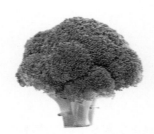

西蓝花

含有丰富的维生素 C、胡萝卜素和钙、磷、钾等矿物质，不仅能为孕妈妈和胎宝宝提供丰富的营养，还能有效抗击妊娠斑。

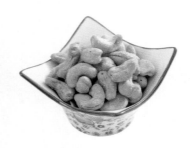

腰果

蛋白质、矿物质含量比较高，所含的脂肪多为不饱和脂肪酸，可促进胎宝宝脑部发育，其富含的油脂可帮助孕妈妈润肠通便，还能预防妊娠纹。

白菜心拌海蜇

材料 白菜心 200 克，海蜇皮 100 克。

调料 蒜泥、盐、生抽各适量，香油 2 克。

做法

① 海蜇皮放冷水中浸泡 3 小时，洗净，切细丝；白菜心择洗干净，切细丝。

② 海蜇丝和白菜丝一同放入盘中，加蒜泥、盐、生抽、香油拌匀即可。

功效 白菜心富含维生素C等，海蜇皮可提供钙、蛋白质，二者凉拌，可以补充营养、增加食欲，且热量很低，避免血糖升高。

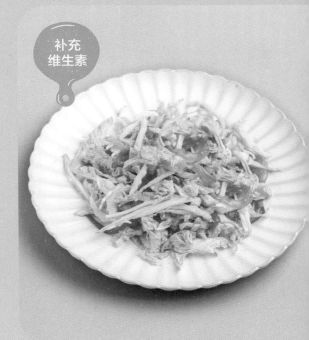

补充维生素

菠菜炒猪肝

材料 猪肝 250 克，菠菜 100 克。

调料 水淀粉 30 克，料酒 10 克，葱末、姜末、蒜末各 5 克，盐 3 克。

做法

① 猪肝洗净，切片，加水淀粉、料酒抓匀上浆；菠菜择洗干净，焯水，捞出沥干，切段。

② 锅置火上，倒油烧至六成热，炒香葱末、姜末、蒜末，放猪肝片炒散，放菠菜段、盐翻匀即可。

功效 菠菜富含铁和叶酸，猪肝富含维生素A和铁，二者一起食用可以为孕妈妈补充大量的铁，预防贫血，还能促进胎宝宝视力发育。

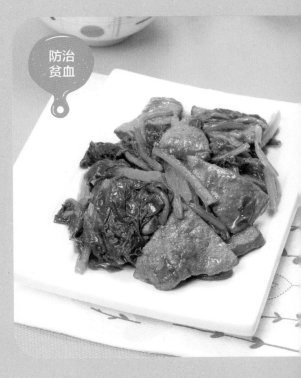

防治贫血

心情总是比较压抑低落，吃什么可以缓解？

李大夫答： 香蕉是钾、色氨酸和维生素 B_6 的良好来源，有助于大脑制造血清素，缓解精神压力。牛奶有镇静、缓和情绪的作用，有助于缓解紧张、暴躁和焦虑的情绪。而且牛奶中的钙质人体最容易吸收，是孕妈妈补钙的好选择。

最近胃口很好，特别想吃甜点，可以吃吗？

李大夫答： 甜点不能过多食用，因为大多数甜点含有反式脂肪酸和食品添加剂，而且含糖量很高，吃多了不仅容易造成肥胖，还会升高血糖，增加妊娠糖尿病的发病率。

去医院检查时，发现我的血糖偏高，那我还能喝牛奶吗？

李大夫答： 牛奶中碳水化合物的含量不高，只有 3.5% 左右，所以喝牛奶对血糖的影响并不大。血糖高的孕妈妈完全可以喝牛奶，而且喝的量与血糖正常的孕妈妈可以是一样的。需要注意两点：（1）无论喝牛奶还是酸奶，都不要放糖；（2）如果同时有体重增加过多的问题，应选用低脂奶或脱脂奶。

最近老出现腹泻怎么办？

李大夫答： 孕妈妈不用过于担心，可以通过饮食来调节肠胃功能。每顿饭要定时、定量，不要吃生冷、油腻的食物，配合食用一些富含益生菌的食物或膳食补充剂，对缓解症状有益。

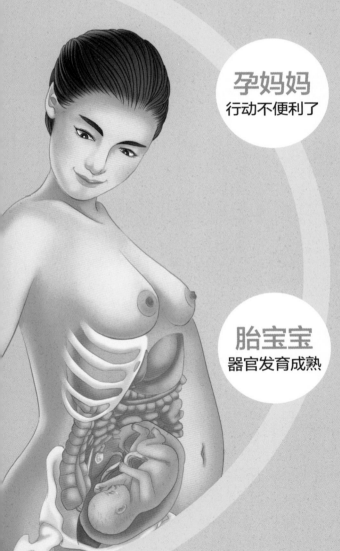

孕 7 月

预防早产应该怎么吃

孕妈妈
行动不便利了

1. 由于腹部隆起，孕妈妈重心不稳，在上下楼梯时必须十分小心，应避免做剧烈的运动，更不宜做压迫腹部的动作。

2. 有可能会出现轻度下肢水肿，这是孕妈妈常出现的一种症状，对胎宝宝的生长发育及母体的健康影响不大。

3. 到了孕中晚期，腰酸、大腿酸痛、耻骨痛等现象都有可能出现，还容易发生尿频。

胎宝宝
器官发育成熟

1. 器官：皮肤皱纹会逐渐减少，皮下脂肪仍然较少，有了明显的头发。男宝宝的阴囊明显，女宝宝的小阴唇已明显凸起。脑组织开始出现皱缩样，大脑皮质已很发达，开始能分辨妈妈的声音，同时对外界的声音已有所反应；感觉光线的视网膜已经形成。

2. 四肢：胎宝宝的四肢已经相当灵活，可在羊水里自如地"游泳"，胎位不能完全固定，还可能出现胎位不正。

孕妈妈所需的重点营养

重点营养	孕妈妈的情况	食物来源
维生素C	预防妊娠斑和妊娠纹出现，让孕妈妈皮肤更光滑细腻，还能促进胎宝宝结缔组织的发育	大部分新鲜蔬果，比如白菜、西蓝花、鲜枣、猕猴桃等
铜	孕妈妈体内缺铜，容易造成胎膜早破而出现早产，还会影响胎宝宝的正常发育	粗粮、坚果、大豆、黑芝麻、葡萄干、豌豆等
膳食纤维	孕妈妈到孕中晚期容易出现便秘，膳食纤维可润肠通便	蔬菜、水果、粗粮、豆类等

胎宝宝所需的重点营养

重点营养	胎宝宝的情况	食物来源
DHA	能促进胎宝宝神经系统的发育，还能预防早产	深海鱼类、各种坚果类食物等
蛋白质	胎宝宝长骨骼、长肌肉、长器官都需要蛋白质的参与	瘦肉、蛋、鱼、奶及奶制品、谷物、豆类等
叶酸	能促进胎宝宝大脑发育，还能安胎，预防早产	大部分蔬菜和水果，如菠菜、莴笋、芦笋、橘子、橙子等

李大夫有话说

数胎动监测胎宝宝情况

孕妈妈一般在孕17~20周的时候就能感受到胎动了，只是最初的胎动没有规律，到孕7个月的时候，胎动更频繁了，数胎动就成为孕妈妈的一大任务，孕妈妈可以根据胎动来监测胎宝宝的情况。如果出现胎动明显减少等异常情况，要及时就医。

养胎饮食指南

• 每天摄取的食物种类最好达到 12 种以上

孕妈妈饮食种类越多越好，可确保膳食结构的合理性和营养的均衡性，避免饮食单一对孕妈妈和胎宝宝的不利影响。孕妈妈每天不重复的食物种类应该达到 12 种以上，如果觉得有难度，也可以周为单位计数，每周应该达到 25 种。

谷类、薯类、杂豆	蔬菜、水果
每天 3 种以上 每周 5 种	每天 4 种以上 每周 10 种

鱼、蛋、禽肉、畜肉	奶、大豆、坚果
每天 3 种 每周 5 种	每天 2 种 每周 5 种

孕妈妈选择豆制品时，要首选豆腐、豆浆、豆皮等，不宜选择豆泡、炸豆腐等，因为这类豆制品在加工制作过程中可能添加了过多化学成分，且含有较多脂肪和盐分。

• 每天都要有奶及奶制品

牛奶、奶酪、酸奶等，具有营养丰富、易消化吸收的特点，含有丰富的蛋白质、维生素 A、维生素 B_2 及钙、磷、钾等多种矿物质，是孕妈妈膳食中钙的良好来源，也是优质蛋白质的良好来源。从孕中期开始，孕妈妈每天宜摄入 300~500 克牛奶。也可以食用奶酪、酸奶等奶制品来补充营养。

• 胎宝宝大脑发育加快，每天应吃一掌心的坚果

花生、腰果、核桃、葵花子、开心果、杏仁等坚果类食物，孕妈妈每天可选择其中一种食用。坚果类富含多不饱和脂肪酸、维生素 E 和锌，可促进食欲，帮助排便，对孕期食欲缺乏、便秘都有好处。但是坚果类油性比较大，而孕妈妈的消化功能相对较弱，过量食用很容易引起消化不良，每天一掌心的量就足够了。

• 摄入维生素 C，预防妊娠斑出现、促进胎宝宝结缔组织发育

很多孕妈妈会出现妊娠斑，要预防妊娠斑的出现，除了注意休息，还要多喝水、多吃蔬果。番茄含有番茄红素，有不错的抗氧化作用。西蓝花、鲜枣等富含维生素 C 的蔬果可以增强皮肤弹性，预防妊娠斑出现。

- **多吃富含铜的食物，预防早产**

铜元素是无法在人体内储存的，所以必须每天摄取。如果摄入不足，就会影响胎宝宝的正常发育。孕中晚期如果缺铜，就会使胎膜的弹性降低，容易造成胎膜早破，引起早产。补充铜的最好办法是食补，含铜丰富的食物有口蘑、海米、榛子、松子、花生、芝麻酱、核桃、猪肝、大豆及其制品等，孕妈妈可选择食用。

- **远离含铅高的食物**

如果孕妈妈血铅水平高，会直接影响胎宝宝的发育，容易造成胎宝宝先天性精神发育迟缓或畸形，所以孕妈妈要避免食用含铅量高的食物，如松花蛋、压力爆米花等。

可乐妈 经验谈

体重增长太快要注意控制水果量

当体重增长太快的时候，很多孕妈妈首先会想到要少吃零食，却很容易忽略水果也不能多吃。水果中碳水化合物的含量较高，而且是以单糖或双糖的形式存在，在人体内的吸收速度非常快，而水果香甜可口很容易吃过量，如果大量吃甚至用水果代替主食，不仅不能控制体重，反而会增肥。

李大夫 有话说

筛查妊娠糖尿病前不要特殊饮食

孕妈妈在孕 24~28 周需要进行妊娠糖尿病筛查，很多网上论坛会介绍一些过关的技巧，比如糖筛前三天清淡饮食，不吃甜食、不吃水果、不吃肉，米饭、薯类都少吃。

其实做这项检查是为了检测孕妈妈真实的身体状况，做糖筛之前，除了空腹，不需要做特别的准备，不要刻意改变平时的饮食习惯，否则检测就没有意义了。

想要糖筛一次过，正确的做法是从怀孕开始就合理安排饮食，少食多餐、少油少盐、营养均衡，并根据自己的情况选择做一些温和的运动，比如散步、游泳、慢跑、练瑜伽等。

一定要重点看

怎么吃能促进产后乳汁分泌

孕期的营养储备，不仅是为了满足孕妈妈自身的身体变化和胎宝宝生长发育的需要，也是为产后哺乳做准备。孕期营养储备得好，乳房就能得到充分的营养，产后乳汁分泌得就多，奶水的质量也高。

孕期平衡膳食，并保持适宜的体重增长速度，使得孕妈妈身体有适当的营养储备，有利于产后泌乳。孕期增加的体重中，有 3~4 千克是为产后哺乳做准备的。在营养均衡的基础上，注重优质蛋白质、脂肪、钙等的摄入，能在一定程度上保证产后乳汁的分泌。

蛋白质

- 整个孕期都要注重蛋白质的摄入，尤其是优质蛋白质的摄入，以保证胎宝宝的健康发育。乳母的蛋白质要从孕期开始储备，蛋白质储备状况良好，能促进产后泌乳，对宝宝成长有益。
- 瘦肉类、蛋类、鱼类、大豆及其制品、奶及奶制品都是优质蛋白质的良好来源。
- 哺乳期每日蛋白质摄入量为 80 克。

脂肪

- 脂肪是胎宝宝身体和大脑发育必需的物质，也是分泌乳汁必需的营养储备。
- 各种鱼类、去皮禽肉以及坚果种子类是脂肪的良好食物来源。
- 哺乳期每日脂肪摄入量要达到每日总热量的 20%~30%。

钙

- 孕妈妈要注重钙的补充，以满足自身健康和胎宝宝发育的需要，孕期钙质储存充足，有利于产后哺乳。
- 奶及奶制品、大豆及其制品、虾皮、芝麻酱以及小油菜、小白菜、芹菜等绿叶菜都是高钙食物。
- 哺乳期每日钙摄入量为 1000 毫克。

孕 7 月优选食物

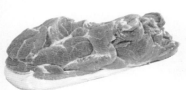

猪瘦肉

富含优质蛋白质，易被充分利用，能为胎宝宝肌肉、骨骼的生长提供必要营养。

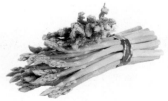

芦笋

富含叶酸、膳食纤维，可以促进胎宝宝大脑发育，还可以帮助孕妈妈改善便秘的情况。

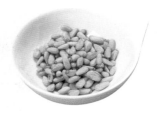

松仁

含有丰富的膳食纤维、不饱和脂肪酸和矿物质等，能促进胎宝宝神经系统的健康发育，还有利于缓解孕妈妈便秘。

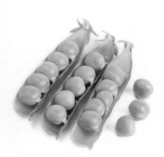

豌豆

富含叶酸、蛋白质、铜。孕妈妈适量摄入铜，可促进铁的吸收，避免贫血，还可以增强胎膜的弹性，预防早产。

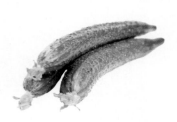

黄瓜

富含维生素 C、膳食纤维，可帮助孕妈妈排毒、护肤，预防妊娠斑的形成，还能促进排便，防治便秘。

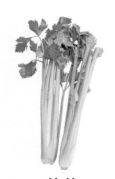

芹菜

富含维生素 C、胡萝卜素和膳食纤维，能促进胎宝宝眼部发育，还能显著改善孕妈妈的便秘情况。

芦笋炒肉片

材料 芦笋200克，猪里脊100克。

调料 葱末、姜末各2克，盐、酱油各3克，淀粉适量。

做法

1. 猪里脊洗净，切片，用盐、酱油和淀粉腌渍，入油锅滑至变色时盛出；芦笋洗净，焯熟，捞出，切段。

2. 油锅烧热，爆香葱末、姜末，下芦笋段煸炒，加酱油、盐，倒肉片翻匀即可。

功效 芦笋富含叶酸和膳食纤维，猪肉富含优质蛋白质和铁，能促进胎宝宝发育，还能预防孕期便秘。

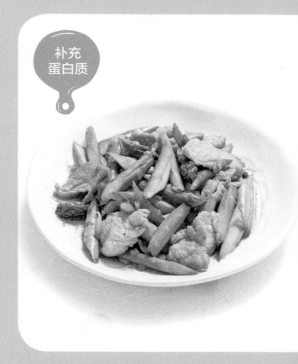

补充蛋白质

豌豆牛肉粒

材料 豌豆150克，牛肉200克。

调料 蒜片、料酒、生抽各10克，水淀粉30克，鸡汤40克，盐3克，姜片、香油各5克。

做法

1. 豌豆洗净；牛肉洗净，切成小粒。

2. 牛肉粒中加入料酒、盐、水淀粉拌匀，腌制15分钟。

3. 锅中水烧开，放入豌豆焯烫30秒，捞出过凉，沥干水分待用。

4. 锅中倒油大火烧热，放入蒜片、姜片爆香，倒入腌好的牛肉粒翻炒片刻，加入豌豆，调入生抽、鸡汤、水淀粉翻炒均匀，淋入香油即可。

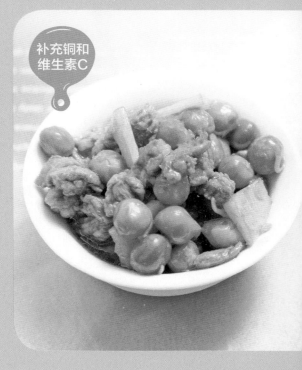

补充铜和维生素C

李大夫问诊室

孕期需要补充孕妇奶粉吗?

李大夫答: 孕妇奶粉强化了孕妈妈所需的各种维生素和矿物质,比如钙、维生素 D 等,可以为孕妈妈和胎宝宝补充较全面的营养,孕妈妈可以适当选用。但饮食是获取营养的最好途径,孕妈妈仍然要以均衡饮食为根本。孕妈妈如果体重过轻,可以适当补充孕妇奶粉。

隔窗晒太阳能帮助身体合成维生素 D 吗?

李大夫答: 隔着玻璃窗晒太阳,玻璃会将紫外线挡在外面,达不到帮助身体合成维生素 D 的目的。所以还是建议孕妈妈,即使在冬季也要在比较暖和的时候到户外晒晒太阳。

听说怀孕后体重增长过多会对胎宝宝不利,请问应该如何避免出现这种现象?

李大夫答: 怀孕后体重增长是正常现象。这是因为,随着胎宝宝的不断成长,孕妈妈需要吸收更多的营养来供给胎宝宝,但是孕妈妈的体重不能增长过多,孕中晚期最好每周体重增长不超过 400 克。如果体重增长过多,需要从饮食方面控制体重,多吃低糖水果、富含膳食纤维的蔬菜及蛋白质含量较高的食物,少吃碳水化合物及脂肪含量丰富的食物,同时要做到少食多餐。

夏季孕妈妈可以喝绿豆汤解暑吗?

李大夫答: 绿豆性寒,很多孕妈妈担心喝太多的绿豆汤会导致肠胃不适。但到目前为止,这种说法并未被证实,所以孕妈妈可以根据自己的具体情况而定。当喝绿豆汤较多感到肠胃不适时,可以减少摄入量或将绿豆与其他食物搭配煮汤喝;如果喝绿豆汤没带来任何不适,则可以适量饮用。

PART 5

孕晚期

（孕 8~10 月）

胎宝宝出生前的营养存储，怎么吃才够

孕晚期饮食总指导

孕妈妈和胎宝宝的情况

孕晚期是最后的冲刺阶段，孕妈妈要注意管理好体重，很多孕妈妈都容易在孕晚期增重过多而引发妊娠肥胖、妊娠高血压、妊娠糖尿病等。胎宝宝也在加足马力快速成长，很多器官已经发育得比较完善，这个时期要避免一不小心长成巨大儿。此时，孕妈妈在饮食上要以量少、丰富、多样为主。

营养对策

1.整体来说，孕晚期不需要大补，否则极容易导致孕妈妈体重增长超标，引发妊娠糖尿病等。

2.孕晚期要比孕中期增加热量摄入，每日应比孕前增加450千卡热量（相当于50克大米+200克牛奶+100克草鱼+150克绿叶菜），但在孕39~40周的时候要注意限制脂肪和碳水化合物等的摄入，以免胎宝宝长得过大。

3.孕晚期要增加蛋白质的摄入，每日总量要达到85克（一般掌心大小的一片牛肉含20克蛋白质）才能满足需要，要多摄入优质蛋白质。

4.孕晚期要全面而均衡地摄入矿物质和维生素，尤其是钙、铁、锌、铜、维生素 B_1 的摄入要充足。

孕晚期的每日营养素需求量

蛋白质	脂肪	碳水化合物	维生素 A	维生素 D
85 克	占总热量的 20%~30%	130 克	770 微克	10 微克

维生素 B_1	维生素 B_2	维生素 B_6	叶酸	维生素 C
1.5 毫克	1.5 毫克	2.2 毫克	600 微克	115 毫克

钙	铁	碘	锌	硒
1000 毫克	29 毫克	230 微克	9.5 毫克	65 微克

孕晚期每日食物构成

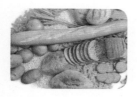

粮谷类及薯类
300~350 克

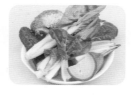

蔬菜类
400~500 克

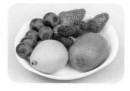

水果类
200~350 克

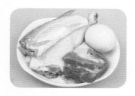

鱼、禽、蛋、肉（含动物内脏）
175~225 克

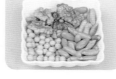

大豆及坚果
30 克

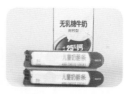

奶及奶制品
300~500 克

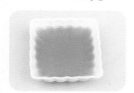

植物油
25 克

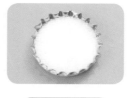

盐
< 5 克

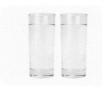

水
1700 毫升

注：

1. 食物推荐量适用于低至中度身体活动水平的孕妈妈。

2. 粮谷类中，全谷物和杂豆不少于1/3；蔬菜类中，新鲜绿叶蔬菜或红黄色蔬菜占2/3以上。

3. 每周可进食1~2次动物肝脏和动物血；每周至少进食3次鱼类（每周至少进食1次海鱼，比如带鱼、黄花鱼、金枪鱼等）。

4. 继续控制盐分的摄入，以免引发妊娠高血压。

李大夫有话说

孕晚期如何躲过早产危机

1. 警惕危险因素，腹泻、口腔炎、便秘等都可能引起早产。

2. 避免碰撞腹部、避免跌倒、不拿重物、不够高处的东西。

3. 性生活要适度，以免引起宫缩导致早产。

4. 注意休息，避免劳累。

5. 不要长时间站立或下蹲。

协和孕晚期一日带量菜谱推荐

（身高160~165厘米，孕前体重55~60千克的孕妈妈，孕晚期食谱举例）

餐次	食物	原料	量（克）	热量（千卡）	蛋白质（克）	脂肪（克）	碳水化合物（克）
早餐	蛋羹	鸡蛋（蛋白）	60	36	7	0	2
	蔬菜汤面	小白菜	50	7	1	0	1
		面粉	50	181	8	1	35
	燕麦粥	燕麦片	50	169	5	0	39
	煮蛋	鸡蛋（白皮）	60	83	8	5	1
上午加餐	饼干	饼干	25	109	2	3	18
	苹果	苹果	200	106	1	0	27
午餐	菠菜紫菜蛋花汤	菠菜	20	6	1	0	1
		紫菜	5	13	1	0	2
		鸡蛋（白皮）	10	14	1	1	0
	二米饭	小米	37	134	3	1	28
		大米	75	260	6	1	58
	红烧鱼	鲤鱼	100	109	18	4	1
		花生油	5	45	0	5	0
	木耳虾皮炒圆白菜	虾皮	10	15	3	0	0
		花生油	5	45	0	5	0
		木耳（干）	10	27	1	0	7
		圆白菜	100	24	2	0	5
下午加餐	核桃2个	核桃	50	323	7	29	10

续表

餐次	食物	原料	量（克）	热量（千卡）	蛋白质（克）	脂肪（克）	碳水化合物（克）
晚餐	黄瓜口蘑炒鸡丁	口蘑（鲜）	25	69	10	1	8
		鸡胸肉	100	118	25	2	1
		橄榄油	5	45	0	5	0
		黄瓜	50	8	0	0	1
	番茄茄丝	番茄	100	15	1	0	3
		茄子	50	12	1	0	2
		花生油	5	45	0	5	0
	杂粮饭	大米	75	260	6	1	58
		高粱米	37	133	4	1	28
晚上加餐	牛奶燕麦粥	燕麦片	25	85	3	0	19
		牛奶	150	99	5	6	8
合计				2595	130	76	363

（参考：北京协和医院营养餐单）

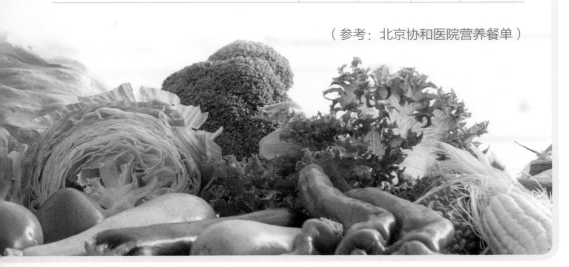

避免妊娠高血压应该怎么吃

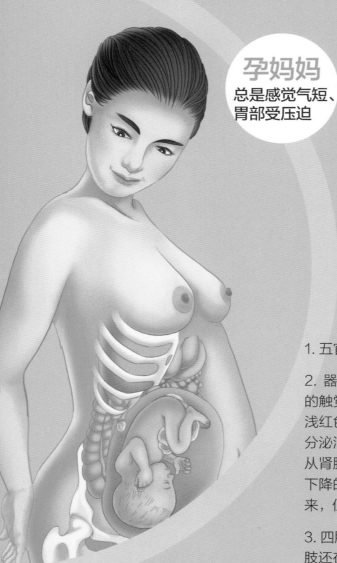

孕妈妈
总是感觉气短、胃部受压迫

1. 孕妈妈的肚子越来越大，时而会感到气短；乳头周围、下腹及外阴部的颜色越来越深；肚脐可能被撑开，向外凸出。

2. 可能会出现妊娠水肿；阴道分泌物增多，排尿次数也更频繁；还可能会出现失眠、多梦，进而加重紧张和不安感。

胎宝宝
会控制自己的体温了

1. 五官：眼睛能辨认和跟踪光源。

2. 器官：胎宝宝已经长出胎发。皮肤的触觉已发育完全，皮肤由暗红色变成浅红色。肺和胃肠功能已接近成熟，能分泌消化液。男宝宝的睾丸这时正处于从肾脏附近的腹腔，沿腹股沟管向阴囊下降的过程中；女宝宝的阴蒂已凸现出来，但并未被小阴唇所覆盖。

3. 四肢：手指甲也已很清晰。身体和四肢还在继续长大，最终要长得与头部比例相称。

孕妈妈所需的重点营养

重点营养	孕妈妈的情况	食物来源
铁	储备足够的铁为生产做准备，胎宝宝的发育也需要从孕妈妈体内获取大量的铁，储备不足容易导致缺铁	动物肝脏、动物血、瘦肉等
维生素 B_1	孕妈妈一旦缺乏维生素 B_1，容易出现呕吐、倦怠、疲劳等症状，还会影响分娩时的子宫收缩，导致产程延长	瘦肉、谷类、豆类、坚果、胚芽、麸皮、酵母等

胎宝宝所需的重点营养

重点营养	胎宝宝的情况	食物来源
钙	牙齿和骨骼钙化需要大量的钙	牛奶、酸奶、奶酪、大豆及其制品、坚果等
不饱和脂肪酸	处于脑细胞增殖高峰期，补充不饱和脂肪酸能促进大脑发育	深海鱼、坚果等
蛋白质	脑细胞增殖和大脑皮质髓鞘化迅速，加上母体的子宫、乳房和胎盘增大，对蛋白质的需求也大	鱼、瘦肉、鸡蛋、奶及奶制品、大豆及其制品等

李大夫有话说

妊娠高血压综合征筛查

妊娠高血压发生率在 5%～12%，表现为高血压、蛋白尿、水肿等，容易造成胎盘早剥、子痫、脑出血、产后血液循环障碍，并造成胎儿早产、新生儿疾病等。本月产检医生会特别关注血压，排查妊娠高血压综合征。

养胎饮食指南

• 控制体重增长，每周增重不超过 400 克

整个孕期，孕前体重正常的孕妈妈，体重增长 12.5 千克左右基本符合要求，而孕晚期每周增重不宜超过 400 克。如果孕期体重增长超过 15 千克，不仅会增加患妊娠高血压等并发症的风险，还会增加孕育巨大儿的风险，造成难产等。因此，孕妈妈要注意控制体重增长，热量的摄入要适中，避免营养过剩、体重过度增加。

• 孕晚期每天的热量需求要比孕前增加 450 千卡

孕晚期，胎宝宝生长迅速，孕妈妈每天要比孕前多摄入 450 千卡热量才能满足需要。增加热量，要避免单纯依靠增加糖、油脂等纯热量食物，而应该选择营养密度高的食物，就是那些营养素含量高、热量相对较低的食物，比如瘦肉、蛋、奶、蔬菜和水果。

450千卡 ≈ 鸡胸肉 50 克 ➕ 猪肝 50 克 ➕ 鸡蛋 1 个 ➕ 牛奶 100 克 ➕ 玉米 30 克 ➕ 绿叶菜 80 克 ➕ 大豆 20 克

• 孕晚期每日蛋白质摄入量要增加至 85 克

孕晚期是胎宝宝发育最快的时期，孕妈妈每日蛋白质的摄入量要增加到 85 克才能满足需要。如果蛋白质摄入严重不足，会影响胎宝宝的大脑发育，也会增加患妊娠高血压综合征的风险，所以孕妈妈每天都应摄入充足的蛋白质，优质蛋白质的摄入量应达到总蛋白质摄入量的 1/3~1/2，瘦肉、蛋、鱼、奶及奶制品、大豆及其制品都是优质蛋白质的良好来源。

1/3~1/2的优质蛋白质 ▶ 罗非鱼 100 克 ➕ 猪肝 50 克 ➕ 鸡蛋 1 个

其余蛋白质主要来自米、面等主食 ▶ 面粉 100 克 ➕ 玉米 100 克 ➕ 小米 100 克

• 增加多不饱和脂肪酸，尤其是 DHA 的摄入

孕晚期是胎宝宝大脑发育的高峰期，脑细胞增殖分化迅速，需要更多的营养，视网膜也开始发育，因此摄入不饱和脂肪酸尤其是 DHA 十分重要。

鱼、虾、坚果等食物中的 DHA 含量较丰富，一般建议每周进食 2~3 种水产品，烹调用油可选用亚麻籽油、核桃油等 α - 亚麻酸含量丰富的植物油。

• 储存充足的维生素 B_1

从孕 8 月开始，孕妈妈可适当多吃富含维生素 B_1 的食物，因为如果孕妈妈体内维生素 B_1 不足，容易引起呕吐、倦怠、体乏，还可能会影响分娩时子宫的收缩，使产程延长，导致分娩困难。

• 少食多餐，减轻胃部不适

孕晚期胎宝宝的体形迅速增大，孕妈妈的胃受到压迫，饭量也随之减少。有时孕妈妈虽然感觉吃饱了，但并未满足营养的摄入需求，所以应该少食多餐，以减轻胃部不适。

孕妈妈要多摄入蛋类、鱼类、肉类、奶类、蔬果等，主要是增加蛋白质、钙、铁、维生素 C 的摄入量，以满足胎宝宝生长的需要。饮食宜选择体积小、营养价值高的食物，可适当减少谷类食物的摄入量。要注意热量不宜增加过多，还要适当限制盐和糖的摄入量，做到定期称体重，还应观察尿量是否正常。

维生素 B_1 的主要来源

- 谷类：小米、面粉等
- 蔬菜：豌豆、南瓜等
- 动物性食物：畜肉、动物内脏、蛋类、奶及奶制品等

李大夫有话说

多吃糖会损耗体内的维生素 B_1

白糖、糖果等是纯热量食物，进食过多需要大量的维生素 B_1 来代谢，容易导致体内的维生素 B_1 不足，代谢糖还需要大量的钙，也容易导致钙缺乏，所以孕妈妈不能过多吃糖。

如何减少饮食中的盐

正常人每天的食盐建议摄入量是 5 克内，孕妈妈一定不能超过这个标准，少吃盐是避免孕期水肿和妊娠高血压的有效方法。如果孕前就有高血压，孕期应咨询医生，坚持低盐饮食。

减少烹调用盐的方法

1. 最后放盐：这样盐分散于菜肴表面还没来得及深入内部，吃上去口感够了，又可以少放很多盐。

2. 适当加醋：酸味可以强化咸味，哪怕盐放得很少，也能让咸味突出。醋还能促进消化、提高食欲，减少食材中维生素的损失。柠檬、柚子、橘子、番茄等酸味食物也可以增强菜肴的味道。

3. 利用油香味增强味道：葱、姜、蒜等经食用油爆香后产生的油香味能增加食物的口感。

4. 不喝汤底：汤类、煮炖的食物，盐等调味料往往沉到汤底，因此汤底最好不喝，以免盐摄入过多。

揪出隐形盐

很多食物中潜藏着盐，要少吃这类食物，或者吃了这类食物就减少烹调用盐，以免盐分摄入超标。

可乐妈
经验谈

缓解轻微水肿的小方法

我在怀孕八九个月的时候也出现了轻微的水肿，我试了几种方法，效果还不错。比如每天睡觉之前用热水泡泡脚，睡觉的时候把脚垫高点，还让老公经常帮我按按脚。按摩脚的方法如下：先从左脚开始，找到前脚掌下缘的中心点（其实就是涌泉穴），用拇指指腹轻轻按摩 3~5 分钟，后换右脚。按摩的力度一定要轻，别太用力。

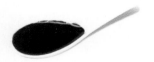

10 毫升酱油
含有 1.6~1.7 克的盐

一块 20 克的腐乳
含有 1.5 克的盐

10 克豆瓣酱
含有 1.5 克的盐

一小袋榨菜（约 15 克）
含有 1.6 克的盐

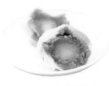

一个咸鸭蛋（约 50 克）
含有 3.6 克的盐

一勺鸡精（约 5 克）
含有 2.5 克的盐

别忽视挂面和甜品中的盐

特别值得注意的是，各种拉面、挂面、切面等含盐量也不少，容易被人忽视。此外，一些甜品不只是糖的含量高，其实盐的含量也很高。

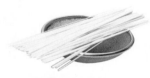

精制龙须面
精制龙须面含钠量高达 292.8 毫克 /100 克

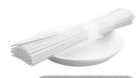

普通挂面
普通挂面含钠量高达 150 毫克 /100 克

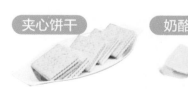

夹心饼干　　奶酪

奶油蛋糕

果冻

冰激凌

这些食物在制作过程中加入了含钠的发酵粉和添加剂，折合成盐的含量也不低，要注意

孕 8 月优选食物

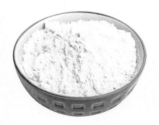

面粉

富含碳水化合物、矿物质，能避免孕妈妈出现疲劳等症状，为孕妈妈补充钙、镁、铁等。而且面食容易被消化吸收，不易给孕妈妈的肠胃增加负担。

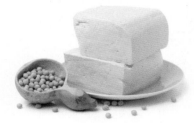

豆腐

富含钙和优质蛋白质，能促进胎宝宝骨骼、牙齿发育，还能为孕妈妈子宫、胎盘、乳腺组织的变化及时补充蛋白质。

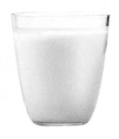

牛奶

富含钙、蛋白质，能增加孕妈妈钙的储备，还能促进胎宝宝骨骼、牙齿发育。

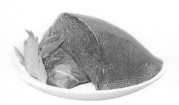

猪肝

富含铁和维生素A，可为胎宝宝提供营养，促进胎宝宝的发育，还能缓解孕妈妈的贫血等症状。

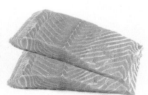

三文鱼

富含优质蛋白质、DHA、锌、铁，能促进胎宝宝的神经发育和脑细胞分化。

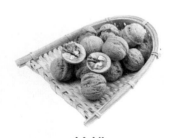

核桃

富含 α-亚麻酸、钙、蛋白质和卵磷脂等，不仅能为胎宝宝的大脑发育提供营养，还能帮助孕妈妈缓解疲劳，润肠通便，预防孕期便秘。

三文鱼蒸蛋

材料 三文鱼 100 克，鸡蛋 2 个。

调料 酱油 5 克，葱花、香菜末各少许。

做法

1 鸡蛋磕入碗中，加入 50 克清水打散；三文鱼洗净，切小块，倒入蛋液中。

2 将蛋液放入蒸锅隔水蒸熟，取出，撒上葱花、香菜末，淋入酱油即可。

功效 三文鱼蒸蛋富含蛋白质、卵磷脂、铁、锌等，可以促进胎宝宝大脑发育。

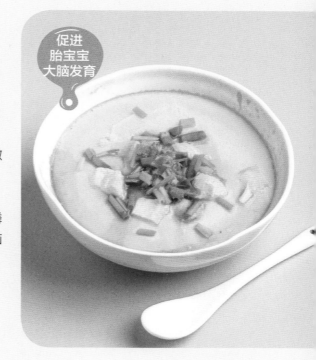

促进胎宝宝大脑发育

家常豆腐

材料 豆腐 300 克，五花肉 100 克，鲜香菇、冬笋各 50 克，柿子椒少许。

调料 葱花、姜片、蒜片、酱油各 5 克，盐 3 克，豆瓣酱 6 克，高汤 40 克。

做法

1 豆腐洗净，切三角片；五花肉、冬笋、柿子椒洗净，切片；鲜香菇洗净，去蒂，切片。

2 油锅烧热，下豆腐片煎至金黄色，捞出；锅内留底油烧热，放肉片、香菇片、冬笋片、豆瓣酱、葱花、姜片、蒜片炒香。

3 放豆腐片、盐、酱油稍炒，加高汤烧至豆腐软嫩，放柿子椒片炒匀即可。

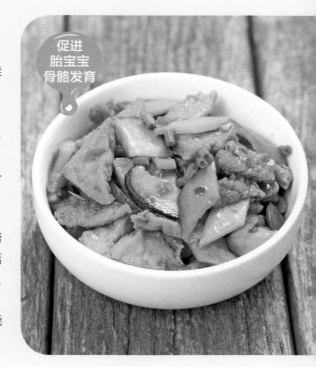

促进胎宝宝骨骼发育

李大夫问诊室

是不是多吃水果宝宝皮肤好?

李大夫答: 水果富含维生素 C 等维生素、钾等矿物质,对于胎宝宝成长发育十分重要,但并不是吃得越多越好。一般孕晚期每天吃 200~350 克水果是可以的,如果吃得太多,其中的糖分会转化成脂肪储存在体内,容易导致体重超标。

吃什么能让宝宝的头发又黑又好?

李大夫答: 孕期经常吃富含钙、钾、磷、硒等矿物质和 B 族维生素的坚果种子类食物,可以促进胎宝宝的头发生长,比如核桃、花生、腰果、松子、黑芝麻等。但是这些食物油脂含量较高,每天吃 10 克即可,如果吃多了一点,就要减少其他食物的摄入,以免总热量超标,引起肥胖。

是不是肥胖的孕妈妈生的孩子,将来也容易肥胖?

李大夫答: 孕期营养对胎宝宝的生长发育非常重要,一般突然增重太多会使孕妈妈生出巨大儿,孩子将来发生肥胖的概率也会高,所以孕妈妈在孕期要保持适宜的体重增长速度。

吃完饭总觉得胃部有烧灼感,晚上症状还会加重,如何缓解?

李大夫答: 1. 日常饮食一定要少食多餐,平时随身带些有营养且好消化的小零食,如坚果、酸奶等,饿了就吃一些,不求吃饱,不饿就行。

2. 避免饱食,少食高脂肪食物和油腻的食物,吃东西的时候要细嚼慢咽;临睡前可以喝一杯热牛奶。

3. 多喝水,补充水分的同时还可以稀释胃液。摄入碱性食物,如馒头干等,可以中和胃酸,缓解症状。

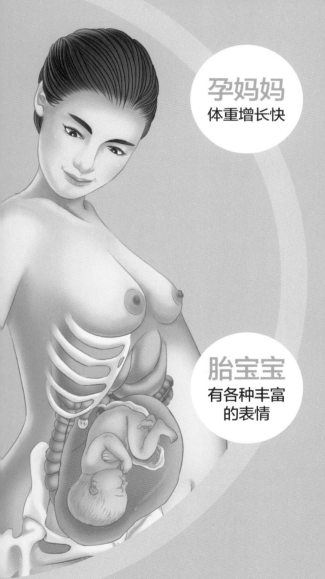

孕9月

既要营养充足又要避免胎宝宝过大应该怎么吃

孕妈妈
体重增长快

1. 由于胎头下降压迫膀胱，孕妈妈会感到尿意频繁。骨盆和耻骨联合处有酸痛不适感，腰痛加重。有些孕妈妈还会感到手指和脚趾的关节胀痛。

2. 这个月末，孕妈妈体重的增长已达到高峰。现在需要每2周做一次产检。如果胎宝宝较小，医生会建议孕妈妈增加营养；如果胎宝宝已经很大，医生可能会让孕妈妈适当控制饮食，避免给分娩造成困难。

胎宝宝
有各种丰富
的表情

1. 五官：本月胎宝宝的听力已充分发育，还能够表现出喜欢或厌烦的表情。

2. 四肢：胎宝宝此时身体呈圆形，四肢皮下脂肪较为丰富，皮肤的皱纹相对减少，皮肤呈淡红色，指甲长到指尖部位。

3. 器官：男宝宝的睾丸已经降至阴囊中，女宝宝的大阴唇已隆起，左右两侧紧贴在一起，性器官、内脏已发育齐全。第33周，胎宝宝的呼吸系统、消化系统已近成熟。到了第36周，两个肾脏已发育完全。

孕妈妈所需的重点营养

重点营养	孕妈妈的情况	食物来源
锌	体内缺锌会增加分娩的难度，胎宝宝的发育也需要锌的参与	海鱼、紫菜、牡蛎、蛤蜊、牛肉、花生、核桃等
膳食纤维	逐渐增大的子宫会压迫孕妈妈的肠胃，容易引发便秘，多摄入膳食纤维可预防便秘	燕麦、荞麦、玉米、芹菜、菜花、菠菜、韭菜、苹果等

胎宝宝所需的重点营养

重点营养	胎宝宝的情况	食物来源
不饱和脂肪酸	胎宝宝大量储存皮下脂肪，需要更多的脂肪供给，大脑发育也需要脂肪的参与	各种植物油、坚果等
钙	胎宝宝的骨骼继续发育，需要大量的钙和维生素 D，也要储存大量的钙为出生做准备	奶及奶制品、大豆及其制品、虾皮、芝麻酱等
维生素 D		肉类、蛋类、深海鱼等

李大夫有话说

孕 9 月基本要确定怎么生了

　　具备顺产条件的孕妈妈最好顺产，产后身体恢复快，还能增强宝宝的抵抗力，顺产时的产道挤压对宝宝肺部、大脑、神经、感觉系统发育都有好处，因此不要因为怕疼而放弃顺产。但是剖不剖要听医生的建议，当发生胎宝宝过大、胎位不正等情况时，剖宫产也是安全合理的生产方式。

养胎饮食指南

• 控制总热量，避免巨大儿

胎宝宝出生时的体重达到 3000~3500 克最适宜，出生时体重达到或超过 4000 克的胎宝宝为巨大儿，巨大儿会增加难产和产后出血的发生率，对于宝宝来说将来也容易出现肥胖等问题。孕晚期是孕妈妈体重增加比较快的阶段，要注意控制总热量，在补充营养的同时，减少高热量、高脂肪、高糖食物的摄入，以保持自身和胎宝宝体重的匀速增长。

饮食追求量少又丰富

孕晚期的饮食应该以量少、丰富为主，同时采取少食多餐的方式，多食富含优质蛋白质、矿物质和维生素的食物，但要适当控制进食量，特别是要限制高糖、高脂肪食物的摄入，如果此时不加以限制，过多地吃这类食物，会使胎宝宝长得过大，给分娩带来一定困难。

饮食要清淡易消化

孕晚期，孕妈妈的消化系统受到子宫的压迫，如果进食过多，会增加消化系统的负担，因此应选择易消化吸收的食物，同时要清淡饮食，预防水肿和妊娠高血压。烹调方式尽量选择蒸、煮、炖、拌、炒等，不宜食用煎炸食物，这类食物热量高，不易消化。

• 三餐要按时按点吃，不要饥一顿饱一顿

胎宝宝的营养完全靠孕妈妈供给，三餐按时按点吃才能保证胎宝宝获取所需要的营养，孕妈妈饿肚子就等于胎宝宝饿肚子，会影响胎宝宝的正常发育。而饿了一顿之后下一顿又容易吃得过多，多余的热量会转化成脂肪储存在体内。所以，孕妈妈要避免过饥过饱，三餐应按时按点吃，可以在三餐之外适当加餐。

• 增加膳食纤维的摄入，预防便秘

孕晚期，胎宝宝体重增加快，子宫扩充也快，会给孕妈妈带来负担，引发便秘，便秘又可能引发痔疮，因此要增加膳食纤维的摄入，以促进肠胃蠕动。全谷物、蔬菜和水果中膳食纤维的含量较高，要适当摄入。

一定要重点看

孕晚期胃口大开，掌握这些技巧不让体重疯长

孕晚期是孕妈妈体重增长较快的阶段，一不小心就容易超重，胎宝宝也容易长得太快。临近分娩，储存足够营养的同时，一定要防止体重疯长。

选营养密度高的食物

营养密度是指单位热量的食物所含重要营养素的浓度，也就是说，一口咬下去，能获得更多有益成分的食物，就是营养密度高的食物；相反，一口咬下去，获得较高热量、较多油脂的食物，就是营养密度低的食物。

营养密度低的食物【往往会招致肥胖症、"三高"、癌症等慢性病】

高糖、高添加剂食物	• 方便面、起酥面包、蛋黄派、油条等
高盐食物	• 咸菜、榨菜、腐乳等
高脂肪食物	• 肥肉、猪皮、猪油、奶油、鱼子、炸鸡翅、炸薯条等
饮料	• 碳酸饮料、高糖果汁等

营养密度高的食物【增强人体抵御疾病的能力】

- 新鲜蔬菜
- 新鲜水果
- 粗粮
- 鱼虾类
- 瘦畜肉、去皮禽肉
- 奶及奶制品
- 大豆及其制品

把分量变小点，让种类变多些

孕妈妈的饮食要多样化，就是在总热量不变的情况下，食物的种类越多越好，这样不会导致热量超标，又能从多种食物中摄取全面的营养，有利于胎宝宝的生长发育。

孕 9 月优选食物

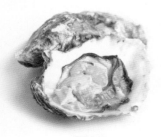

牡蛎

富含锌，能促进胎宝宝大脑和神经发育，还能增加分娩时的宫缩力量。

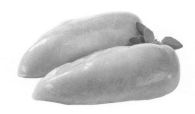

鸡肉

富含维生素 B_1，可缓解疲劳；富含牛磺酸、蛋白质和不饱和脂肪酸，有助于胎宝宝皮肤、眼睛和神经系统的发育。

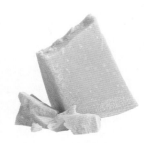

奶酪

富含钙，能为胎宝宝的骨骼和牙齿发育增加营养，还能缓解孕妈妈因缺钙引起的腿抽筋等症状。

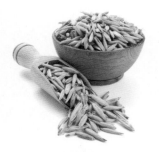

燕麦

富含多种氨基酸、膳食纤维，可以预防孕期便秘，还能防止体重增长过快。

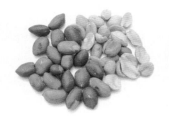

花生

富含蛋白质、不饱和脂肪酸和锌，不仅能为胎宝宝的发育提供营养，还能帮助孕妈妈增加产力。

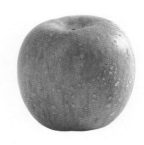

苹果

富含维生素C、膳食纤维，能为孕妈妈身体提供营养，缓解孕期便秘。

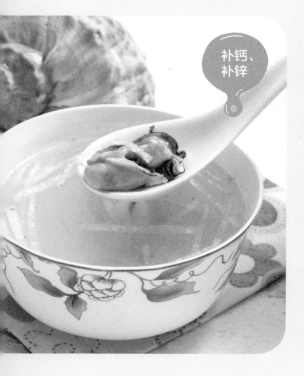

补钙、补锌

牡蛎萝卜丝汤

材料 白萝卜200克，牡蛎肉50克。

调料 葱丝、姜丝各10克，盐2克，香油少许。

做法

1 白萝卜去根须，洗净，去皮，切丝；牡蛎肉洗净泥沙。

2 锅内加适量清水烧沸，倒入白萝卜丝稍煮，放入牡蛎肉、葱丝、姜丝煮至熟透，用盐调味，淋上香油即可。

功效 牡蛎富含锌，锌可以促进胎宝宝大脑发育，还可以缓解孕妈妈倦怠；白萝卜中膳食纤维和钙含量丰富，可以预防孕妈妈腿抽筋。

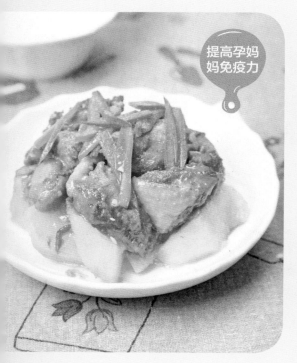

提高孕妈妈免疫力

土豆蒸鸡块

材料 鸡肉500克，土豆200克，米粉50克，红椒、柿子椒各20克。

调料 姜片、老抽各5克，豆瓣酱20克。

做法

1 鸡肉洗净，剁小块，用姜片、老抽腌渍；土豆洗净，去皮，切成滚刀块，将土豆块和鸡块放在一起，加上豆瓣酱、米粉和油拌匀；红椒、柿子椒洗净，切丝。

2 蒸锅加水烧热，将红椒、柿子椒、鸡块铺在碗底，土豆块铺在上面，蒸约40分钟至熟，反扣在盘子里即可。

功效 土豆含有大量的膳食纤维，能润肠通便，帮助孕妈妈预防便秘；鸡肉富含优质蛋白质、不饱和脂肪酸，能够帮助孕妈妈增强体力。

孕晚期能吃西瓜吗?

李大夫答: 孕晚期,孕妈妈常会发生程度不同的水肿和血压升高,西瓜含有胡萝卜素、维生素 C、铁等营养素,吃些西瓜有助于排尿消肿、稳定血压。但是孕妈妈吃西瓜要适量,因为西瓜含有较多糖分,吃多了会引起血糖波动。另外,不能吃太凉的冰镇西瓜,否则可能会引发腹泻、宫缩等症状,严重的可能引起早产。

一直坚持食补,到了孕晚期,还需要额外补充钙剂吗?

李大夫答: 孕晚期对钙的需求量在整个孕期是最高的。如果此时的孕妈妈每天能够喝足 500 毫升的牛奶或酸奶,同时没有出现抽筋等症状,可以不用额外补充钙剂。但如果不能摄入足量的奶及奶制品,则每天钙的摄入量达不到推荐量的可能性较大,此时就建议适当补充钙剂。可以视具体情况每天补充 300~600 毫克,或隔日补充 600 毫克。

孕晚期怎么合理安排晚餐?

李大夫答: 晚餐不要吃得过饱,可以将一天的蛋白质、脂肪等集中于早餐和午餐供给,晚餐则选择一些清淡、好消化的食物,比如清炒蔬菜、蔬菜汤粥等,这样不易增加肠胃负担,避免胃疼和胃灼热。

排便一直不太好,应该长期吃粗粮吗?

李大夫答: 长时间大量食用粗粮会影响孕妈妈对钙、铁等矿物质的吸收,还可能造成肠胃负担重。可以在做米饭时加入一些杂粮或豆类,把粗粮煮得烂一点来帮助消化吸收。另外,排便不太好还可以通过多吃蔬果来缓解。

孕 10 月

促进顺利分娩应该怎么吃

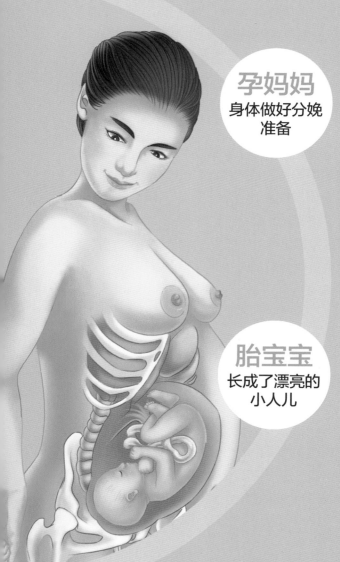

孕妈妈
身体做好分娩准备

胎宝宝
长成了漂亮的小人儿

1. 这个月孕妈妈会感到下腹坠胀，这是因为胎宝宝在孕妈妈肚子里的位置下降了，不过呼吸困难和胃部不适的症状开始缓解，只是随着体重的增加，行动越来越不方便。

2. 孕妈妈在这几周都会很紧张，有些孕妈妈还会感到心情烦躁焦急，这也是正常现象。要尽量放松，注意休息，密切关注自己身体的变化，随时做好临产准备。

1. 五官：从第 37 周起，胎宝宝就已经会自动转向光源，这是"向光反应"。胎宝宝的感觉器官和神经系统可对母体内外的各种刺激做出反应。

2. 四肢：手脚的肌肉已很发达，骨骼已变硬，头发已有 3~4 厘米长了。

3. 器官：身体各部分器官已发育完成，其中肺部是最后一个成熟的器官，在胎宝宝出生后几小时内才能建立起正常的呼吸模式。

孕妈妈所需的重点营养

重点营养	孕妈妈的情况	食物来源
铁	分娩会失血，要及时补充铁	猪瘦肉、牛瘦肉、猪肝、猪血、木耳、菠菜、黑芝麻等
维生素 K	可以防止生产过程中出血，也可以避免新生儿出血性疾病的发生	菜花、西蓝花、香菜、莴笋、小麦、玉米、燕麦、土豆、青豆、豇豆等
维生素 B_1	补充体力，促进分娩	小米、燕麦、花生、猪肉、牛奶等

胎宝宝所需的重点营养

重点营养	胎宝宝的情况	食物来源
蛋白质	胎宝宝的身体发育需要多种氨基酸的参与	瘦肉类、蛋类、鱼类、大豆及其制品
脂肪	开始储存皮下脂肪	植物油、坚果等

李大夫有话说

临产的三大征兆

见红：一般见红后很快会出现规律性的宫缩。如果出血量少、有淡血丝，可先继续观察，减少活动量；如果出血量较多，颜色较深，并伴有腹痛，要立即去医院。

宫缩：如果出现规律性宫缩，每10~15分钟宫缩一次，痛感一次比一次强，就表示很快要进入产程了。

破水：就是包裹胎儿的胎膜破裂了，流出羊水。一旦破水必须立刻平躺并垫高臀部，不做任何活动，立即去医院。

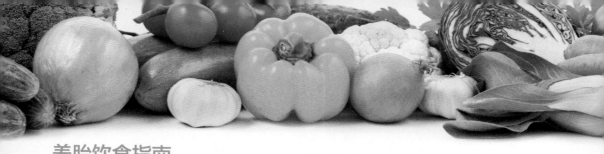

养胎饮食指南

• 饮食多样化，更有利于控制体重

孕 10 月是胎宝宝生长的最后冲刺阶段，在保证胎宝宝生长发育的同时又不能让胎宝宝长得太胖，以免身体太大影响分娩的顺利进行。孕妈妈还要储备胎宝宝出生所需的营养以及自身分娩要消耗的热量，因此在这个阶段，平衡饮食最重要，饮食应多样化，保证各种营养素的均衡摄入。

• 增加大豆及其制品等优质蛋白质的摄入

整个孕晚期对蛋白质的需求量较高，要达到每日 85 克（相当于 250 克大豆所含蛋白质），并且要增加优质蛋白质的摄入。蛋白质是修复组织器官的基础物质，子宫和乳房的增大、胎宝宝的生长、产后乳汁的分泌，都需要大量的蛋白质。

孕晚期，孕妈妈在保证蛋白质摄入总量的同时，除了瘦肉、蛋类、鱼类、奶及奶制品，可增加大豆及其制品的摄入量，蛋白质吸收利用率高，又不易引发肥胖。

• 摄入足够的钙，促进胎宝宝骨骼和牙齿钙化

孕晚期，胎宝宝牙齿和骨骼的钙化明显加速，胎宝宝体内的钙大部分是在孕晚期储存的，所以钙的摄入量仍要达到每日 1000 毫克。同时注意多摄入维生素 D，促进钙的吸收。

宝石妈
经验谈

产后经常喝豆浆能帮助泌乳

我在孕期基本上每天都喝一杯豆浆，不只喝黄豆豆浆，还有红豆的、黑豆的，搭配黑芝麻、红枣、花生、核桃、腰果等一起打制，味道特别好，还能补钙、补蛋白质。生完老二，在月子里我也一直坚持喝，所以奶水一直够，纯母乳喂养 6 个多月后，加了辅食，后来母乳喂到宝宝一岁半。虽然我是高龄产妇，但是产后气色一直不错，我感觉跟喝豆浆有很大关系。

• 补充富含维生素 K 的食物，有助于减少生产时出血

维生素 K 是脂溶性维生素，其主要作用是参与凝血因子的形成，有凝血和防止出血的作用，还参与胎宝宝骨骼和肾脏组织的形成。如果孕妈妈体内缺乏维生素 K，会导致血液中凝血酶减少，容易引起凝血障碍，发生出血症，因此孕晚期要重点补充维生素 K，以避免生产时大出血。含维生素 K 丰富的食物有菜花、菠菜、莴笋、动物肝脏等。

• 补充水溶性维生素，增强食欲，促进肠道蠕动

接近生产，孕妈妈需要补充足够的水溶性维生素，比如维生素 B_1、维生素 B_2、维生素 C 等，这些维生素易缺乏，需要及时补充。充足的水溶性维生素也能提高产后的乳汁质量。对于即将生产的孕妈妈来说，维生素 B_1 的补充尤为重要，可以帮助维持良好的食欲，促进肠道蠕动，还能增加分娩力量，避免产程延长。大多数蔬果都富含维生素 C，粗粮谷物中 B 族维生素的含量较高。

• 多吃高锌食物有助于自然分娩

锌能增强子宫有关酶的活性，促进子宫收缩，使胎宝宝顺利娩出。在孕晚期，孕妈妈要多吃一些富含锌的食物，如牛瘦肉、海鱼、紫菜、牡蛎、蛤蜊、核桃、花生等，特别是牡蛎，含锌量最高，可以适当多食。

• 越临近分娩越要多补铁

整个孕期都需要注意铁的补充，临近生产时更不能忽视。胎宝宝的发育需要铁，而分娩时会流失血液，同样需要补充铁。补铁食物以富含血红素铁的猪瘦肉、牛瘦肉、猪肝、猪血等为好。此外，植物性食物中的木耳、芹菜、菠菜等富含非血红素铁，搭配富含维生素 C 的食物一同摄入，可以提高铁的吸收率。

**可乐妈
经验谈**

喝点蜂蜜水可以帮助顺产

在孕期经常饮用蜂蜜水可以缓解便秘，要生产的时候也可以准备一些。我当时在宫缩间隙就喝了，感觉能减轻疼痛感，加上蜂蜜本身含有果糖，还能补充体力，生产的时候会更有力气，这是我的亲身体验，准备顺产的孕妈妈可以试试。

3

顺产和剖宫产临产前的饮食

顺产前的饮食

1 少食多餐

一般从规律性宫缩开始，初产妇需 10~12 小时、经产妇需 6~8 小时正式分娩，而这期间会消耗大量的体能，产妇需要持续不断地补充热量才能有足够的体力生产。这时可以少食多餐，一天安排 4~5 餐，可以勤吃，但不要吃得过饱，否则容易引起腹胀、消化不良，影响生产。

2 生产过程中要补充能提高产力的食物

生产是非常消耗体力的，但是产妇胃肠分泌消化液的能力降低，蠕动减弱，建议选择清淡、容易消化、高糖分或高淀粉的饮食，比如烂面条、牛奶、蛋糕、面包等，不要吃不易消化的高脂肪食物。分娩时，产妇还可以吃些巧克力，每 100 克巧克力含碳水化合物 55~66 克，能够迅速被人体吸收利用，增加体能。

3 如果实在吃不下要告诉医生

个别产妇在生产时会非常没食欲，什么也吃不下，这种情况一定要告诉医生，医生会根据产妇的情况为其输葡萄糖、生理盐水或其他药物，以补充营养。如果不及时补充热量，产妇就会体力不足，导致分娩困难，分娩时间延长，甚至出现难产。

可乐妈
经验谈

宫缩间隙吃点巧克力

巧克力富含碳水化合物，在体内的吸收速度快，能快速提供热量，补充体力。我在宫缩间隙就吃了巧克力，感觉还是起了很大作用的。

剖宫产前的饮食

1 手术前 12 小时禁食

一般情况下，剖宫产手术前 12 小时产妇不应再进食。如果进食的话，一方面容易引起肠道充盈及胀气，影响整个手术的进程，还有可能会误伤肠道；另一方面，产妇剖宫产后，失血比自然分娩要多，身体会很虚弱，发生感染的概率更大，有些产妇还会因此出现肠道胀气等不适感，延长排气时间，对产后身体恢复不利。

2 手术前 6 小时不宜喝水

手术前 6 小时不宜喝水，因为手术前需要麻醉，麻醉药对消化系统有影响，可能会引起产妇恶心、呕吐，禁水可以减少这些反应，避免呕吐物进入气管引发危险。

4 少吃易产气的食物

要进行剖宫产的产妇尽量少吃易产气的食物，如大豆、豆浆、红薯等，因为这些食物会在肠道内发酵，产生大量气体导致腹胀，不利于手术的进行。可以适当吃些馄饨、肉丝面等，但也不能多吃。

3 禁食前的饮食宜清淡

手术前的饮食以清淡为宜，辣椒、姜、蒜等辛辣刺激性食物会增加伤口分泌物，影响伤口愈合，而肥腻食物同样不利于术后的恢复。因此，手术前适宜吃一些清淡的粥、小菜等。

5 剖宫产前不宜滥服滋补品

很多人认为剖宫产出血较多，在进行剖宫产手术前吃一些西洋参、人参等补品可增强体力。其实这非常不科学，参类补品含有人参皂苷，有强心、兴奋的作用，服用后会使产妇大脑兴奋，影响手术的顺利进行。此外，服用人参后，容易使伤口渗血时间延长，对伤口的恢复也不利。

孕 10 月优选食物

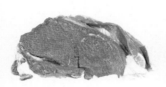

牛瘦肉

富含蛋白质和铁，能为胎宝宝提供发育所需营养，还能预防孕妈妈贫血。

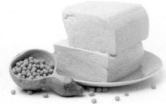

豆腐

富含优质蛋白质、钙，可为孕妈妈补充大量的钙，还能为胎宝宝肌肉、骨骼发育提供所需的钙和蛋白质。

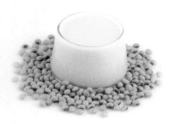

豆浆

低脂，且含有大豆异黄酮等有益于健康的植物成分。

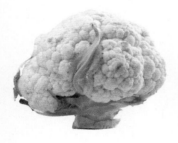

菜花

富含膳食纤维、胡萝卜素、维生素 K 和钙、磷等矿物质，维生素 K 有止血功效，适合孕妈妈产前食用。

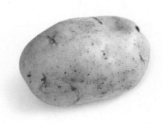

土豆

富含 B 族维生素和膳食纤维，能促进孕妈妈的肠胃蠕动、缓解孕期便秘，帮助孕妈妈控制体重。

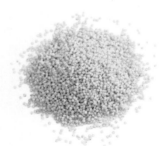

小米

富含维生素 B_1 和碳水化合物，可以为孕妈妈补充体力，有助于分娩。

肉片炒菜花

材料 菜花 300 克，猪肉 100 克。

调料 葱花、姜末、蒜末各 5 克，盐 3 克，
酱油适量，淀粉、香油各少许。

做法

1 菜花洗净，切成小朵，焯烫一下；猪
肉洗净，切片，放入酱油、淀粉腌制
10 分钟。

2 锅置火上，倒油烧热，下姜末、蒜末
爆香，放入肉片煸炒至变色。

3 放入菜花翻炒，加盐调味，待菜花熟
软时，加香油、撒葱花即可。

功效 菜花富含维生素K，猪肉富含
蛋白质、铁，摄入铁能帮助孕妈妈预防
贫血，维生素K能参与人体的凝血，帮
助孕妈妈预防生产过程中过度失血。

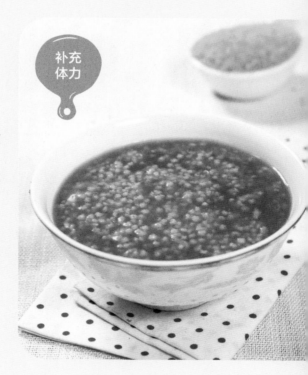

补铁、
助凝血

红糖小米粥

材料 小米 200 克，红糖 10 克。

做法

1 小米淘净，浸泡约 30 分钟。

2 锅中加适量清水，放入小米，中火煮
约 20 分钟。

3 熬至黏稠时，加入红糖，转小火熬
2 分钟即可。

功效 小米富含维生素B_1、氨基酸，
红糖有暖胃的作用。小米粥搭配红糖，
能暖身，帮助孕妈妈快速补充体力。

补充
体力

李大夫问诊室

临产前一周吃些什么对生产有帮助？

李大夫答： 临产前一周适当进食某些食物能促进顺产的顺利进行，如适量食用西蓝花、紫甘蓝、香瓜、麦片、全麦面包等，可获得丰富的维生素 K；适量食用豆类、糙米、牛奶等，可补充维生素 B_1，避免产程延长；适量食用猪肾、牛瘦肉、海鱼、牡蛎、蛤蜊、核桃等高锌食物，有助于增强子宫有关酶的活性，促进子宫收缩，使胎宝宝顺利娩出。

临近生产，我一直觉得有些紧张，吃什么食物能缓解呢？

李大夫答： 到了这个月，很多孕妈妈都会出现产前焦虑现象，这不仅影响孕妈妈和胎宝宝的健康，而且不利于分娩。孕妈妈可以从吃的方面入手，来缓解产前焦虑。食物搭配要多样化，不要单一地只吃某种食物，应多吃水果、蔬菜和海鲜。每天可以吃 1 根香蕉，香蕉能促进大脑分泌内啡肽，缓解不安情绪，而且香蕉富含镁，有助于稳定情绪。另外，香蕉可润肠通便，预防便秘。

一直在服用钙剂和鱼肝油，这个月还要继续服用吗？

李大夫答： 孕期适量服用一些营养素补充剂可以补充膳食摄入的不足，对胎宝宝和孕妈妈均有益处。目前并无证据证明接近临产时使用钙剂和鱼肝油会对胎宝宝或孕妈妈产生危害，所以在临产的前几天继续使用或停用都是可以的。

PART 6

出现某些小病痛时，怎么吃不耽误胎宝宝生长

感冒

清淡饮食，增进食欲，多补水，促进感冒痊愈

孕妈妈患了感冒，饮食宜清淡，禁食生冷、油腻的食物。饮食应既能满足营养的需要，又能增进食欲，可以选择白米粥、小米粥、蔬菜粥、面条等半流食，搭配一些口感清新的小菜。粽子、冰品、巧克力、五花肉等应尽量少食。

孕妈妈感冒容易降低食欲，应注意摄入充足的营养，以增强对感冒病毒的抵抗力，要尽量坚持均衡的饮食，尤其要保证奶类、瘦肉类、大豆及其制品等高蛋白食物的摄入量。同时，应选择合适的烹调方法。蒸蛋羹、虾仁面条、清蒸鱼等都是不错的选择。

感冒了更要保证水分的供给，水分供给充足，可保持呼吸道湿润，有助于抵抗病毒，促进毒素排泄，缓解感冒症状。

多吃富含维生素 C 的新鲜蔬果

感冒病毒的入侵多数是由于人体免疫系统防御功能下降所致，而维生素 C 能促进免疫蛋白合成，有助于加快感冒痊愈。感冒的孕妈妈可多摄入富含维生素 C 的新鲜蔬果。富含维生素 C 的蔬果有圆白菜、西蓝花、鲜枣、橘子、猕猴桃等。

晨宝朵妈
经验谈

冰糖炖梨改善感冒咳嗽

我在孕期也感冒过，感冒后最重要的是多休息，尽量通过食补去改善症状。我感冒咳嗽吃了几天的冰糖炖梨，很有效果。做法如下：将梨洗净，去皮、去核，切小块，加入适量冰糖，放入锅中隔水蒸软。其实也可以直接将梨煮水喝，能润嗓、止咳。

李大夫
有话说

缓解感冒症状的小办法

鼻塞严重：可以选用安全的生理性海水鼻腔喷雾器来缓解。

嗓子疼：可以用淡盐水漱口来缓解。

咳嗽：多喝水，睡觉时把头部垫高，头部与躯干呈 30~45 度角。

对抗感冒的食物

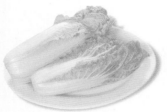

大白菜

富含维生素 C 等成分，可以利尿通便、清热解毒，促进感冒后身体恢复。

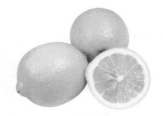

柠檬

富含维生素 C，有助于增强人体免疫力，帮助孕妈妈抗菌，缓解感冒症状。

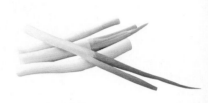

葱白

性温、味辛，可以发表散寒，缓解头痛、流鼻涕、打喷嚏等感冒症状。

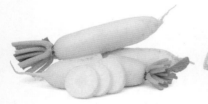

白萝卜

含维生素 C 和锌，有助于增强孕妈妈的免疫力，提高抗病能力。

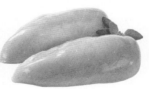

鸡肉

含有丰富的卵磷脂和维生素，可以增强孕妈妈的免疫力。

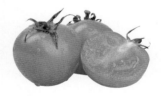

番茄

含维生素 C 和大量水分，不仅可以预防感冒，还可以促进感冒病毒排出。

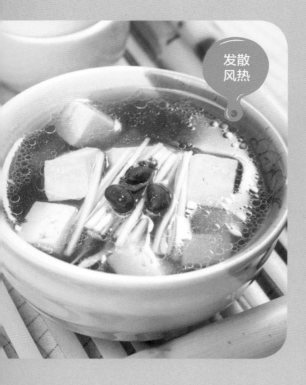

发散风热

豆腐葱白豆豉汤

材料 豆腐 200 克，豆豉 15 克，葱白 20 克。

调料 盐适量。

做法

① 将豆腐切成小块；葱白洗净，切丝。

② 锅内倒油烧热，将豆腐块放入锅内略煎，捞出沥油。

③ 另起锅，倒入适量清水，加入煎好的豆腐块和豆豉，煮沸后继续煮 10 分钟，再加入葱白丝继续煮片刻，最后用盐调味即可。

功效 这道汤具有发散风热的作用，适用于外感风热、鼻塞、咽痛的孕妈妈。

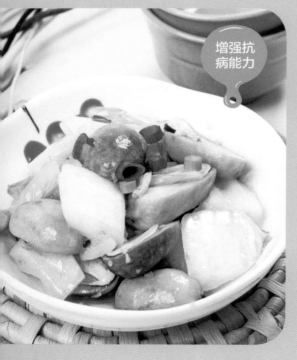

增强抗病能力

草菇炒白菜

材料 大白菜 300 克，草菇 150 克。

调料 葱花、姜末、蒜蓉各 5 克，盐 3 克。

做法

① 大白菜洗净，切成薄片；草菇去蒂洗净，一切两半。

② 锅内倒油烧热，下姜末、蒜蓉、葱花爆香，倒入大白菜片炒至六成熟，下入草菇炒熟，放入盐略炒即可出锅。

功效 大白菜含有大量的膳食纤维和维生素C，草菇富含矿物质和B族维生素，二者搭配可促进排毒、增强机体的抗病能力，有助于预防感冒。

失眠

钙和镁并用，天然的放松剂

如果孕妈妈频繁失眠多梦，这可能在提示你要补钙了。钙不仅是骨骼生长必不可少的元素，也是重要的神经递质。缺钙会影响大脑神经元的正常代谢，引起神经兴奋，导致无法入睡。选择含有适量维生素 D 的钙剂，钙吸收的效果会翻倍。

另外，钙和镁并用，有放松和镇静的作用。缺镁也会导致失眠，因此，补钙的同时也要适量食用含镁丰富的食物，如燕麦、糙米、花生、香蕉等。

摄入充足的 B 族维生素可改善失眠症状

摄入充足的 B 族维生素，可改善脑神经营养供应不足所引起的失眠症状。

维生素 B_1：参与体内糖代谢，为脑神经提供充足的营养。维生素 B_1 是维持神经系统，特别是中枢神经系统正常功能不可缺少的营养成分，可缓解脑疲劳和全身疲乏。富含维生素 B_1 的食物有燕麦、花生、猪肉、深绿色蔬菜、牛奶等。

维生素 B_6：是氨基酸在代谢利用过程中的重要辅助元素，具有合成血红蛋白、稳定情绪的功能，有助于缓解失眠。富含维生素 B_6 的食物有动物肝脏、大豆、紫甘蓝、糙米、鸡蛋、燕麦、花生、核桃等。

维生素 B_3：也叫烟酸，可参与体内生物氧化还原反应，对维持机体新陈代谢有着不可或缺的作用，对神经衰弱及失眠有一定的辅助治疗作用，可缓解全身乏力、烦躁、抑郁、健忘等症状。富含维生素 B_3 的食物有牛肉、羊肉、猪肉、鱼肉、花生、小米等。

可乐妈 经验谈

睡前喝一杯牛奶有助于睡眠

牛奶含有色氨酸和肽类，能促进脑细胞分泌使人昏昏欲睡的神经递质——5- 羟色胺，从而调节人体生理功能，让人感觉舒适，消除疲劳。因此，孕妈妈最好在睡前半小时喝一杯牛奶，这样就能睡一个香甜的好觉了。

缓解失眠的食物

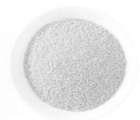

小米

含有色氨酸，色氨酸能够促使大脑神经分泌使人困倦的血清素，使大脑神经活动暂时受到抑制，有助于入眠。

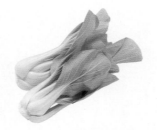

油菜

富含维生素 C 和钙，具有助眠作用，有失眠症状的孕妈妈可以多食用油菜。

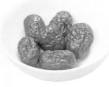

红枣

含有黄酮类物质，有镇静、催眠作用，能很好地缓解孕妈妈的失眠症状。

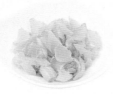

百合

具有安心、定神的功效，对孕妈妈有可能出现的失眠症状有较好的缓解作用，孕妈妈可用百合、大米熬粥食用。

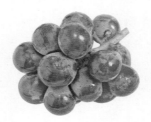

葡萄

含有丰富的葡萄糖、蔗糖、维生素 C 等物质，能够为神经和脑组织提供营养，从而调节大脑皮质功能，可有效缓解失眠。

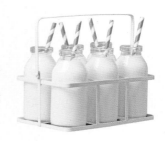

牛奶

含钙和色氨酸，可以稳定神经，让人产生一定困意，对改善睡眠有一定的帮助。

百合莲子红豆粥

材料 糯米、红豆各 70 克，莲子 50 克，
干百合 15 克。

做法

① 糯米、红豆分别洗净，用水浸泡 4 小
时；莲子洗净，去心；干百合洗净，
泡软。

② 锅置火上，加适量清水煮沸，放入红
豆煮至七成熟，再将糯米、莲子放入
锅中，用大火煮沸，转用小火熬 40
分钟，放入百合煮至米烂粥稠即可。

功效 红豆可以养心安神，莲子可以
清心润燥，百合具有较好的安眠作用。
这道粥很适合孕妈妈食用，不仅能补充
丰富的营养，还能助眠。

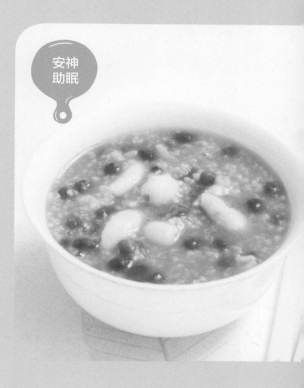

安神
助眠

鳝鱼小米粥

材料 小米 100 克，鳝鱼 80 克。
调料 姜丝、葱花各少许，盐 2 克。
做法

① 小米淘洗干净；鳝鱼去头和内脏，洗
净，切段。

② 锅内倒油烧热，下姜丝、葱花爆香，
倒入适量清水煮沸，放入小米煮约 15
分钟，放入鳝鱼段，转用小火熬至粥
黏稠，加盐、葱花调味即可。

功效 经常食用小米粥可以改善失
眠，不仅可以做鳝鱼小米粥，还可以加
入莲子、百合等清心宁神的食材一同做
粥，有较好的助眠效果。

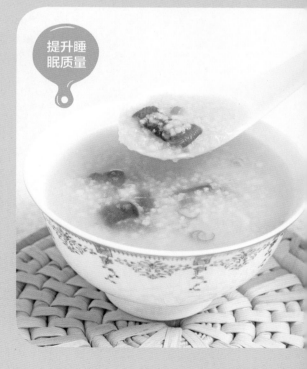

提升睡
眠质量

便秘

膳食纤维促进肠道蠕动，帮助排便

孕妈妈可在饮食中适量增加富含膳食纤维的食物，能促进肠道蠕动、保持肠道健康、预防便秘，还能帮助控制体重，预防龋齿和妊娠糖尿病。

蔬果、粗粮、豆类都含有丰富的膳食纤维，膳食纤维常见的食物来源有银耳、木耳、紫菜、大豆、豌豆、荞麦、绿豆、红枣、玉米、燕麦、石榴、猴头菇、桑葚、黑米、芹菜等。粗杂粮做成粥食用，可增加粪便体积、促进肠道蠕动，帮助排便。

增加膳食纤维摄入的方法

1. 主食中增加糙米、小米、红豆、绿豆等粗杂粮，并适当用土豆、红薯等薯类代替主食。
2. 水果要彻底洗净，最好连皮一起吃，很多膳食纤维集中在外皮上，水果和蔬菜可以打汁饮用，但饮用时最好不要过滤，否则会滤掉大部分的膳食纤维。
3. 将每日要摄入的肉类分量减少，增加大豆的摄入，可获取更多的膳食纤维，还能减少热量摄入。

多喝水，多吃蔬菜和水果

水能润滑肠道，还能软化粪便，促进排便，因此发生便秘时，一定要注意多喝水，每天饮水量应达到1500~1700毫升。便秘期间喝水要大口大口喝，吞咽动作快一些，这样，水能够尽快地到达结肠，刺激肠蠕动，促进排便。

蔬菜和水果富含膳食纤维以及多种维生素和矿物质，可以促进肠道蠕动，预防便秘。孕期每天的蔬菜摄入量最好达到500克，水果摄入量最好达到200~350克。

适量摄入油脂类食物，润滑肠道

适量摄入油脂，可以润滑肠道，促使粪便顺利地从肠内通过，但一定不能过量摄入，否则会引起肥胖。除了炒菜时所用的植物油，每天还可适当吃点花生、核桃、松子等坚果类食物。

改善便秘的食物

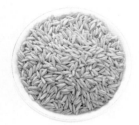

燕麦

富含 β - 葡聚糖，能刺激肠道蠕动，缩短粪便通过大肠的时间，避免有害物质重吸收。

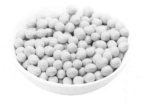

黄豆

含有膳食纤维、钙、优质蛋白质等成分，能促进排便，还能帮助孕妈妈补钙。

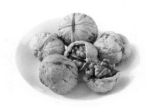

核桃

所含的不饱和脂肪酸有助于润肠通便、缓解便秘，还能促进胎宝宝大脑发育。

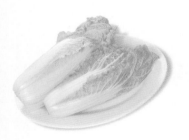

大白菜

所含的膳食纤维具有润肠通便的作用，可增强肠胃蠕动，减少粪便在体内的存留时间，促进排便。

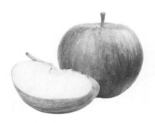

苹果

富含膳食纤维、维生素 C、钾等成分，可以补充营养，又能缓解便秘。

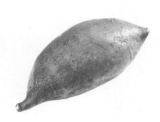

红薯

富含膳食纤维，可润肠通便、清肠排毒。红薯中的膳食纤维还有改善肠道菌群的作用，可使双歧杆菌等有益菌群活化、繁殖。

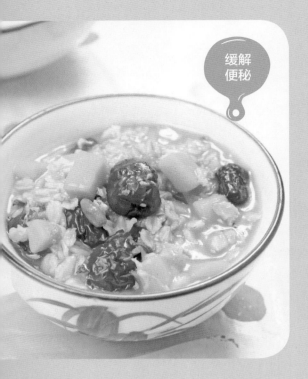

缓解
便秘

南瓜红枣燕麦粥

材料 南瓜 400 克，燕麦片 80 克，红枣 6 颗，枸杞子 10 克。

做法

1. 将南瓜洗净，去皮、去瓤后切小块；红枣、枸杞子洗净，红枣去核。
2. 砂锅中放入适量清水，倒入切好的南瓜块，煮开后再煮 20 分钟左右。
3. 放入燕麦片、红枣、枸杞子，继续煮 10 分钟左右即可。

功效 这道粥不仅富含膳食纤维，有助于润肠通便，还能补充丰富的维生素和矿物质，口感香甜，十分美味。

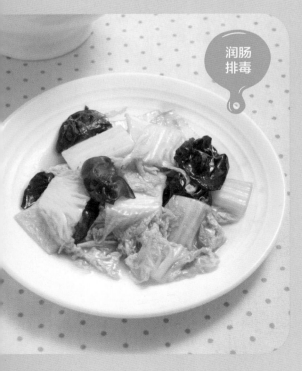

润肠
排毒

木耳炒白菜

材料 大白菜 250 克，干木耳 10 克。
调料 盐、白糖各 3 克，生抽 10 克，水淀粉 15 克。

做法

1. 大白菜洗净，切片；木耳用水泡发好，撕成小朵，洗净。
2. 锅内倒油烧至六成热，放入大白菜片煸炒至发蔫，放入木耳煸炒。
3. 调入生抽和白糖，翻炒至八成熟，放入盐略炒两下，加入水淀粉收汁即可。

功效 大白菜含膳食纤维，木耳含胶质，二者搭配能促进肠道内的毒素快速排出体外。

腿抽筋

多吃高钙食物可缓解腿抽筋

引起腿抽筋比较常见的原因是身体缺钙。如果确定是由于缺钙引起的腿抽筋，那么就必须要补钙。

孕妈妈的膳食要选用含钙量高而又有益于营养均衡的新鲜食物，如奶及奶制品、大豆及其制品、紫菜、香菇等。

服用钙片有讲究

夜晚是血钙浓度最低的时候，如果服用钙片，晚上更合适，但最好不要饭后立即吃，可间隔半小时，因为钙易与食物中的草酸、植酸相结合，影响吸收。

补充维生素 D：食补和晒太阳

维生素 D 能促进人体对钙的吸收，避免因为缺钙出现腿抽筋。平常要多食用海鱼、动物肝脏、蛋黄、瘦肉、奶及奶制品等。除了通过食物来补充维生素 D，还应该通过晒太阳的方式补充维生素 D，以达到促进钙吸收的目的。

摄入足量的钾和镁可缓解腿抽筋

孕妈妈的身体缺钾和镁，也有可能导致腿抽筋，摄入足量的钾和镁能够帮助孕妈妈防治肌肉痉挛。富含钾或镁的食物有香蕉、紫菜、海带、油菜、土豆、谷类等。其中，富含镁的紫菜被誉为"镁元素宝库"，富含钾的香蕉还含有色氨酸，能舒缓心情。

预防腿抽筋的食物

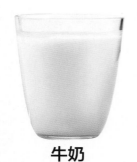

牛奶

富含钙，而且钙磷比例适当，有利于钙的吸收，可辅治腿抽筋。

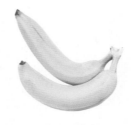

香蕉

富含钾，能够帮助孕妈妈防治肌肉痉挛，避免引起腿抽筋。

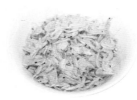

虾皮

富含钙、镁、磷等矿物质，对由缺钙和镁引起的抽筋有一定的食疗作用。

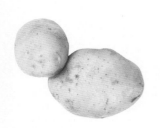

土豆

富含钾、维生素C，对肌肉痉挛、小腿抽筋有较好的缓解作用。

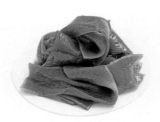

海带

富含钾，可帮助身体代谢多余的水分，还有助于缓解肌肉痉挛。

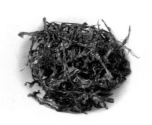

紫菜

富含镁，能较好地缓解腿抽筋的症状。

奶酪土豆泥

材料 土豆200克，奶酪20克，牛奶100克。

调料 黑胡椒碎、花椒、鸡汤、盐各适量。

做法

1 土豆去皮洗净，煮至烂熟，压成泥，放入小碗中；将奶酪、牛奶加入土豆泥中，搅拌均匀。

2 另取锅烧开鸡汤，放入黑胡椒碎和花椒，煮透后加盐调味，去掉花椒。

3 将调配好的鸡汤倒入土豆泥中，可根据口感需求决定稀稠。

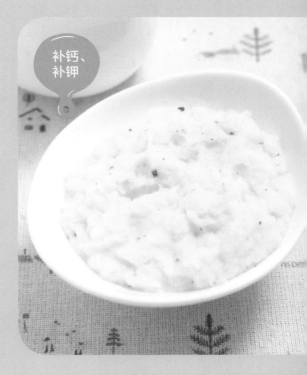

补钙、补钾

功效 土豆富含钾，奶酪和牛奶富含钙，一起食用不仅利于消化，还能补充丰富的钙，可强健孕妈妈的骨骼，预防腿抽筋。

虾皮烧冬瓜

材料 虾皮10克，冬瓜300克。

调料 盐适量。

做法

1 冬瓜洗净，削皮，切成小块；虾皮用水洗净，去除大部分盐分。

2 锅内倒入适量油，待油烧热时，下冬瓜块翻炒，待冬瓜变色后加入虾皮和盐，略加清水，搅匀，盖上锅盖，大火煮沸后转小火烧透入味即可。

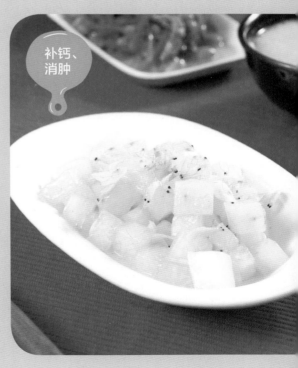

补钙、消肿

功效 虾皮富含钙，冬瓜有消除水肿的功效，很适合孕期腿抽筋或者水肿的孕妈妈食用。

牙龈炎

补充维生素 C 可预防牙龈炎

怀孕期间缺乏维生素 C，容易导致抵抗力下降，还会影响铁的吸收和牙齿的坚固，从而引发牙龈肿胀出血、牙齿松动等症状。适量补充维生素 C 可以维持牙齿和骨骼的健康，增强机体的抗病能力，促进牙龈炎痊愈。

维生素 C 主要存在于新鲜的蔬果中，维生素 C 含量比较丰富的蔬果有鲜枣、柑橘、草莓、猕猴桃、柿子椒、番茄、菠菜、菜花等。

选择富含维生素 C 的蔬果，越新鲜越好，而且要洗完再切，最好生吃或减少加热时间。加热烹调、太阳直照、浸水等，都会让蔬果中的维生素 C 大幅度减少。

补充钙质，坚固牙齿

骨质疏松容易导致牙龈炎，孕妈妈可以多吃富含钙的食物来强化骨骼，从而对抗牙齿疾病。富含钙的食物有大豆及其制品、奶及奶制品、海产品等。

饭后勤漱口

孕妈妈一旦患了牙龈炎，就必须十分注意自己的口腔卫生。除早晚刷牙外，每次吃完饭后最好漱漱口，这样可以避免唾液中的细菌大量滋生，影响口腔健康。

不要吃过硬的食物

孕妈妈还要特别注意，尽量不要吃过硬的食物，可以熬点粥和汤水喝。硬的食物如各种各样的坚果，虽然是健康的零食，但对于患有牙龈炎的孕妈妈来说，如果大量食用，势必导致炎症更加严重。如果特别想吃，可以将坚果碾碎或者打成粉末状，放在粥里食用。

缓解牙龈炎的食物

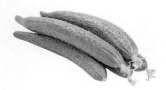

黄瓜

富含膳食纤维和水分，有清热去火的功效，常吃黄瓜对防治牙龈疾病有益，还能使口气更清新。

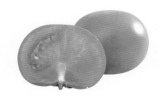

番茄

含有维生素 C、番茄红素和叶酸，维生素 C 有助于胶原蛋白的合成，能强健骨骼及牙齿，还可预防牙龈出血，缓解牙龈炎。

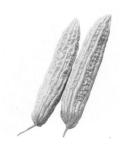

苦瓜

含有丰富的维生素 C，还有清热祛湿的功效，可缓解因牙龈炎引起的牙龈肿痛等。

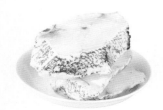

鱼肉

富含钙、铁、磷、镁，有利于坚固牙齿，同时质地松软，很适合患有牙龈炎的孕妈妈食用。

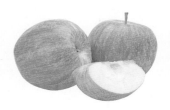

苹果

含有多种营养物质，如铜、碘、锰、锌、钾等矿物质，还含有维生素 C，适合患有牙龈炎的孕妈妈食用。

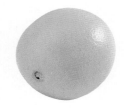

橙子

含有丰富的膳食纤维、维生素 C、叶酸、磷、钾等，可提升孕妈妈的免疫力，同时缓解牙龈出血等症状。

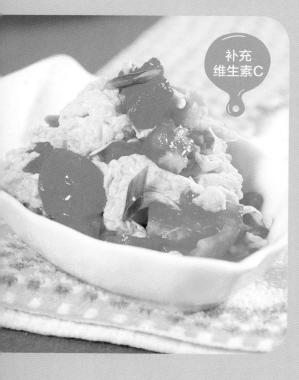

补充
维生素C

番茄炒鸡蛋

材料 番茄 250 克，鸡蛋 2 个。

调料 葱段 5 克，盐、白糖各 3 克。

做法

1 鸡蛋洗净，打散；番茄洗净，去皮，切块。

2 锅置火上，放油烧热，下蛋液炒至凝固、表面金黄，捞出。

3 锅中再次放油烧热，爆香葱段，放入番茄块翻炒至出红汁，放白糖、炒好的鸡蛋和盐，翻炒均匀即可。

功效 番茄富含维生素C，鸡蛋含有蛋白质和铁，二者一起食用能增强人体的免疫力，而且口感香甜，质地松软，很适合患有牙龈炎的孕妈妈食用。

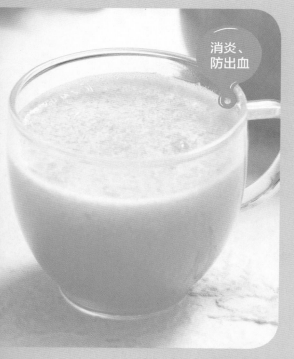

消炎、
防出血

维 C 甜橙汁

材料 橙子 200 克，冰块适量。

调料 柠檬汁适量。

做法

1 橙子去皮、子，切块。

2 将橙子块和冰块一同放入榨汁机中，加入适量饮用水搅打成汁后倒入杯中，加柠檬汁调味即可。

功效 这款果汁富含维生素C，能帮助预防因缺乏维生素C引起的牙龈炎。

水肿

别把水肿当肥胖，排查异常水肿

孕中晚期，孕妈妈会出现下肢水肿，这是正常现象。孕妈妈要学会区分肥胖和水肿，以便及时发现问题，采取对应措施。

如果是凹陷性水肿，用手指按压后被压处出现凹陷，但凹陷能较快恢复，休息 6~8 小时后，水肿消失，那么无须就医。但如果水肿严重，指压时出现明显凹陷，恢复缓慢，休息后水肿并未消退，就要警惕发生妊娠高血压的可能，需要全面检查治疗。

饮食清淡，少吃盐，减少水钠潴留

盐中所含的钠会使水分潴留体内，引发妊娠高血压，导致水肿、蛋白尿等。为了预防妊娠高血压，孕妈妈饮食要清淡，要多吃蔬菜等清淡的食物，减少盐分摄入，也要避免在外就餐。

正常人每天的食盐建议摄入量是 5 克内，孕妈妈可以在此基础上进一步减少用盐量，而对于孕前就有高血压的孕妈妈来说，更要减少食盐用量。

可以使用味道浓郁的调料来调味，比如葱、姜、蒜、醋等，也可以用番茄、柠檬等味道浓郁的蔬果来调味。

摄入足量的维生素和矿物质可促进代谢

需要注意的是，单一的饮食结构极易造成某些营养素的缺乏，因此孕妈妈平时要调整自己的饮食结构。

粗粮的营养丰富，富含矿物质、维生素、膳食纤维，适量食用有助于

李大夫有话说

发生严重水肿时需进行进一步检查

水肿严重的时候，还需要做以下检查：24 小时尿蛋白定量、血常规、红细胞沉降率、血浆白蛋白、血尿素氮、肌酐、肝功能、眼底检查、肾脏 B 超、心电图、心功能测定。具体需要做哪些检查，医生会根据孕妈妈的身体情况来定。

提高免疫力，促进新陈代谢，对消除孕期水肿十分有益。

蔬菜和水果含有人体必需的多种维生素和矿物质，有助于提高孕妈妈抵抗力，促进新陈代谢，还具有解毒利尿等作用。平时可以适当摄取富含维生素 B_1 的猪肉、花生等，富含维生素 C 的草莓、柠檬、绿色蔬菜等，富含维生素 E 的南瓜、大豆、杏仁等，以及富含钾的香蕉、菌菇、薯类等。

补充足量的蛋白质可缓解水肿

孕妈妈体内如果长期缺乏蛋白质，就无法适应子宫、胎盘、乳腺组织的变化，尤其是在孕晚期，会因血浆白蛋白降低而引起水肿，还会造成胎宝宝生长发育迟缓，出生体重过轻，甚至影响其智力发育。所以，每天一定要保证摄入足量的肉类、蛋类、奶类、大豆及其制品等富含蛋白质的食物，以提高血浆白蛋白含量，从而缓解水肿。

有轻微水肿者适当吃利尿食物

为了满足胎宝宝生长发育的需要，孕妈妈体内血浆和组织液增多，但也容易造成水肿。孕妈妈有轻微水肿是正常现象，可以每天多进食具有利尿作用的食物，如冬瓜、黄瓜、红豆等，以缓解水肿症状。

一次喝太多水容易水肿

孕妈妈出现一般生理性水肿无须限制饮水量，摄入足够的水还能够促进新陈代谢、预防尿道炎。但是由于孕妈妈胃部容纳食物的空间不多，不要一次性大量饮水，否则会影响进食，也不利于排泄，从而加重水肿，可以少量多次饮水。

可乐妈
经验谈

如有轻微水肿，睡觉时可把脚垫高点

我在孕中期，腿部有水肿的现象，身边的孕妈妈们说，睡觉的时候左侧躺，并且把脚垫高，可以增加胎盘血流灌注量和肾血流量，使回心血量和各器官的血液供应量增加，有利于减轻水钠潴留和水肿。我就在睡觉时试了一下，左侧躺并用软垫垫高脚的位置，使脚的位置比心脏高些（这样能促进血液循环），水肿果然减轻了，也没有那么疲劳了。一般来说，水肿对肚子里的胎宝宝没有影响，孕妈妈不要过于担心。

缓解水肿的食物

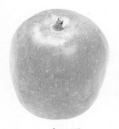

冬瓜

富含钾、多种维生素和膳食纤维，可促进肠胃蠕动，排出废物和毒素，是消除水肿的好帮手。

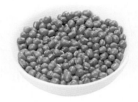

红豆

含有丰富的钾，有助于排出体内多余的盐分；含有的皂角苷具有很强的利尿作用。另外，红豆有刺激肠道的功效，能够清除体内毒素和多余水分。

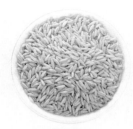

燕麦

性平味甘，益脾养心、敛汗；含有丰富的膳食纤维，可以增加饱腹感、消水肿。可将天然燕麦和牛奶搭配，营养又消肿。

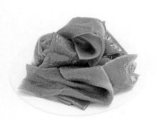

海带

含有甘露醇和大量的碘，是利尿消肿的好帮手。

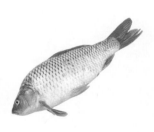

鲤鱼

有利水祛湿、消肿的功效，能帮助去除体内多余的水湿。

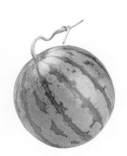

西瓜

含有大量的水分、维生素和膳食纤维，具有很强的利尿作用，能使盐分排出体外，减轻水肿。但西瓜不宜食用过多，以免使血糖波动。

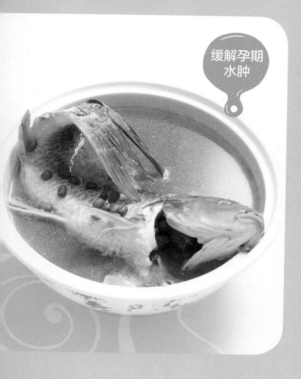

红豆鲤鱼汤

缓解孕期水肿

材料 鲤鱼1条，红豆50克。

调料 姜片、盐、淀粉各适量，陈皮10克。

做法

① 鲤鱼去鳞、鳃及内脏，洗净；红豆洗净，浸泡4小时。

② 将鱼裹上淀粉后过油煎一下；锅中加水，烧开后加红豆及陈皮、姜片，熬煮1小时，放入鲤鱼煮至红豆熟时，加盐调味即可。

功效 红豆、鲤鱼都有很好的利水、健脾、祛湿的功效，搭配食用功效更显著，一起熬汤不仅味道清淡又富有营养，还可以缓解妊娠水肿。

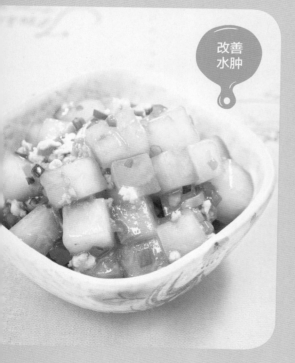

红烧冬瓜

改善水肿

材料 冬瓜300克，柿子椒、红椒各20克。

调料 葱末、蒜末各5克，酱油、蚝油各4克。

做法

① 冬瓜洗净，去皮去瓤，切成小方块；柿子椒、红椒洗净，去蒂及子，切粒。

② 锅内倒油烧热，放入冬瓜块煎香，放柿子椒粒、红椒粒炒香，加适量清水没过冬瓜块，加酱油烧开，待汤汁快收干，加蚝油搅匀，撒葱末、蒜末即可。

功效 这道菜具有利尿、促食的作用，可改善水肿，适合有轻微水肿的孕妈妈食用。

缺铁性贫血

铁的摄入量应充足

孕妈妈一般从孕中期开始对铁的需求量增加，一般来说，孕 4~7 月铁的摄入量应达到每日 24 毫克，孕 8~10 月应增加到每日 29 毫克。如果发生缺铁性贫血，孕妈妈就更应该注重铁的补充。

补铁首选猪血、猪肝、红肉

膳食中的铁分为血红素铁和非血红素铁。前者多存在于动物性食物中，后者多存在于蔬果和全麦食物中。血红素铁更容易被人体吸收，因此，补铁应该首选动物性食物，比如动物肝脏、动物血、畜肉等。

有缺铁性贫血症状的孕妈妈最好每天食用 40~75 克红肉。动物内脏补血效果很好，但由于其所含的胆固醇相对较多，一次不能吃得过多。以猪肝为例，孕妈妈食用猪肝可以坚持少量多次的原则，每周吃 2 次，每次吃 50 克，这样猪肝中的铁也能更好地被吸收。但要注意，应购买来源可靠的猪肝，一定要彻底做熟再吃。

摄入优质蛋白质有利于补血

蛋白质是合成血红蛋白的原料，孕妈妈应注意从膳食中补充蛋白质，可选用富含优质蛋白质的食物，如瘦肉类、蛋类、奶及奶制品、大豆及其制品等，这些食物对防治贫血有良好的效果，但要注意荤素结合，以免过多食用油腻食物伤及脾胃。

李大夫有话说

出现缺铁性贫血时，应服用铁剂

对某些孕妈妈来说，孕期仅从饮食中摄取的铁，还不能满足身体的需要。出现缺铁性贫血的孕妈妈可在医生的指导下选择胃肠容易接受和吸收的铁剂。有的孕妈妈认为只要不贫血就不用吃补铁食物，其实铁能促进胎宝宝的正常发育、预防早产，特别是在孕中期，不管是否贫血，都要注意补铁。

多选择红色、黑色和深绿色食物

　　相对动物性食物来说，植物性食物补铁的效果不够好，但有些含铁量较高的植物性食物可以与动物性食物搭配食用，辅助补铁。选择植物性食物时应选择含铁量比较高的红色、黑色和深绿色食物，如黑米、黑豆、红枣、桑葚、木耳、黑芝麻、菠菜等。

改善缺铁性贫血的食物

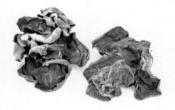

木耳

富含铁、膳食纤维等成分，可以作为孕妈妈补铁的辅助食材，还可以促进消化和排便。

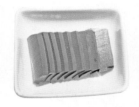

鸭血

富含铁，而且其中的铁极易被人体消化吸收，很适合孕妈妈用来补铁。

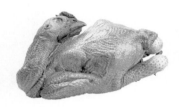

乌鸡

富含铁和铜，且蛋白质、维生素 E、维生素 A 的含量均较高。乌鸡还具有补肝肾、益气血等功效，有助于补血。

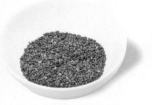

黑芝麻

铁和蛋白质的含量很高，可与核桃等一起磨粉，做成黑芝麻糊，能促进铁的吸收。

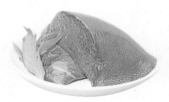

猪肝

富含维生素 A 和铁，可以缓解孕妈妈的缺铁性贫血，还有利于胎宝宝的视力发育。

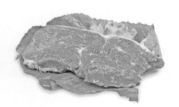

牛肉

富含肌氨酸、铁等，可为孕妈妈补铁、补血，同时可以补虚暖胃，提高孕妈妈的抵抗力。

栗子炖乌鸡

材料 栗子 100 克，乌鸡 500 克。

调料 葱花、姜片各 5 克，盐 2 克，香油适量。

做法

① 宰杀好的乌鸡洗净，切块；栗子去壳，取出栗肉。

② 砂锅置火上，放入乌鸡块、栗肉，加清水（以没过乌鸡块、栗肉为宜），加葱花、姜片小火炖 2 小时，加盐和香油调味即可。

功效 乌鸡低脂肪，富含铁；栗子富含不饱和脂肪酸和 B 族维生素。二者搭配食用可为孕妈妈补铁、补血，缓解孕期缺铁性贫血。

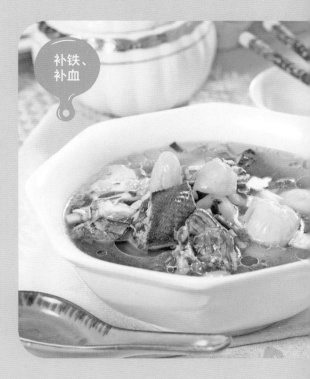

补铁、补血

菠菜鸭血汤

材料 鸭血 250 克，菠菜 150 克。

调料 葱末 5 克，盐 3 克，香油 2 克。

做法

① 将鸭血洗净，切成长 4 厘米、厚 1 厘米的块；菠菜去老叶，洗净，焯水，捞出，切长段备用。

② 锅置火上，倒植物油烧热，放入葱末煸炒出香味，倒入适量清水煮开，放入鸭血块煮沸，转中火焖 10 分钟。

③ 放入菠菜段，加入盐，小火煮 1 分钟，淋香油即可。

功效 菠菜富含叶酸、铁和膳食纤维，鸭血富含铁，二者搭配食用，可以帮助出现缺铁性贫血的孕妈妈补充丰富的铁。

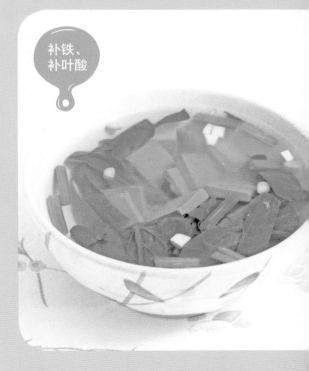

补铁、补叶酸

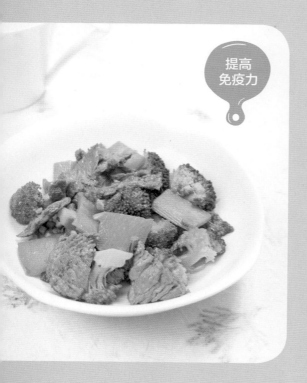

牛肉炒西蓝花

材料 西蓝花200克，牛肉150克，胡萝卜40克。

调料 料酒、酱油各10克，盐3克，淀粉、葱末、蒜蓉、姜末各5克。

做法

1. 牛肉洗净，切片，加盐、料酒、酱油、淀粉腌渍15分钟，放锅中滑炒至变色，捞出沥油；西蓝花择洗干净，掰成小朵；胡萝卜洗净，去皮，切片。

2. 锅内倒油烧热，下蒜蓉、姜末、葱末炒香，加入胡萝卜片、西蓝花翻炒，放入牛肉片，加料酒后略炒，再加盐炒匀即可。

提高免疫力

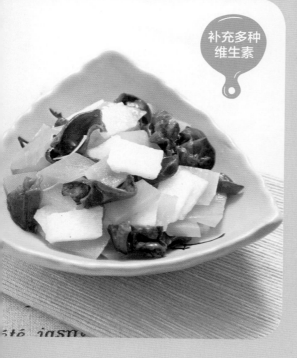

山药木耳炒莴笋

材料 山药100克，干木耳10克，莴笋300克。

调料 葱花10克，香油、醋、白糖各5克，盐3克。

做法

1. 山药洗净，去皮切片，焯烫，捞出控干；木耳入温水泡发，去掉根部，撕成小块，快速焯烫；莴笋洗净，去皮切片。

2. 锅内倒油烧热，爆香葱花，倒入莴笋片、木耳翻炒片刻，淋入少许水，放入山药片快速翻炒，调入盐、白糖、醋和香油，炒匀即可。

补充多种维生素

PART 7

有特殊症状的
孕妈妈
怎么吃最安胎

血脂异常

控制总热量

孕妈妈要将血脂控制在正常范围内，首先要控制总热量的摄入。在控制总热量的前提下，增加粗粮、蔬菜等高膳食纤维食物的摄入，以更好地调节血脂水平。比如在做米饭或煮粥时加入粗粮，每天增加蔬菜尤其是绿叶蔬菜的摄入量，用低脂肪的去皮禽肉、鱼肉代替畜肉，适当用豆制品代替肉类。

减少饱和脂肪酸的摄入

摄入过多饱和脂肪酸会使血液中甘油三酯和胆固醇水平升高，不利于将血脂控制在正常水平。

由于饱和脂肪酸主要存在于肉类脂肪中，选肉时应多加注意。鱼、鸭、鸡肉等白肉与猪、牛、羊肉等红肉相比，饱和脂肪酸含量较低，因此，白肉可作为肉类的首选，特别是三文鱼、鳕鱼等深海鱼类含有较多的多不饱和脂肪酸，对于调控血脂具有重要作用；选择红肉时，可选热量偏低的瘦牛肉。

此外，植物油中不饱和脂肪酸较丰富，能够降低血液中甘油三酯和胆固醇水平。因此，血脂异常的孕妈妈宜少吃动物油，多选择橄榄油、葵花子油、花生油等植物油。

限制胆固醇的摄入

血脂异常的另一大因素就是血浆中胆固醇水平过高。孕妈妈想要将血脂控制在正常范围内，一定要限制胆固醇的摄入。一些胆固醇含量高的食物应避免摄入，如动物内脏、肥肉、动物皮等。

吃肉时，血脂异常的孕妈妈可以在烹饪技巧上多花心思，能有效减少脂肪摄入。

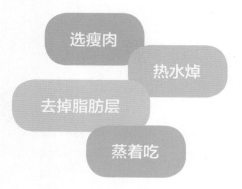

选瘦肉

热水焯

去掉脂肪层

蒸着吃

重点推荐食物

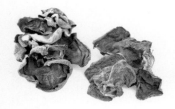

木耳

含有木耳多糖，可降低血液中甘油三酯和胆固醇水平，起到降脂作用，有助于预防动脉粥样硬化。

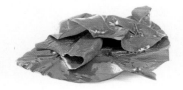

海带

含不饱和脂肪酸和丰富的膳食纤维，可清除血管壁上的胆固醇，促进胆固醇的排泄，降低血液中的胆固醇水平。

黄瓜

热量和脂肪的含量都很低，其所含的膳食纤维能够促进肠道蠕动，从而减少机体对胆固醇的吸收，起到降血脂的作用。

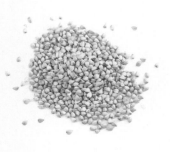

荞麦

含有芦丁，能促进细胞增生、防止血细胞凝聚，具有扩张冠状动脉、调控血脂的功效。

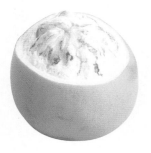

柚子

富含维生素C，能调节脂质代谢，促进脂肪的转化和排出，降低血液中的胆固醇和甘油三酯水平。

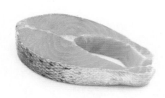

三文鱼

含有多不饱和脂肪酸，能降低血液中甘油三酯水平，升高高密度脂蛋白胆固醇，增强血管弹性。

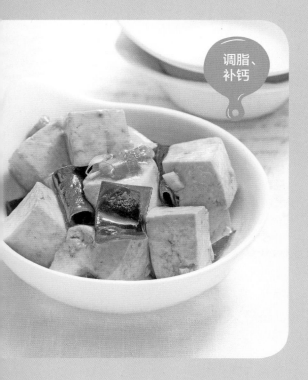

调脂、补钙

海带炖豆腐

材料 豆腐 300 克，干海带 10 克。

调料 葱花、姜末各 5 克，盐 3 克。

做法

1. 将海带用温水泡发，洗净，切成片；豆腐先切成大块，放入沸水中煮一下，捞出凉凉，然后切成小方块备用。

2. 锅内倒入适量油，待油烧热时，放入姜末、葱花煸香，然后放入豆腐块、海带片，加入适量清水大火煮沸，再加入盐，改用小火炖，一直炖到海带、豆腐入味时出锅即可。

功效 豆腐能为孕妈妈提供大量的蛋白质和钙，海带含有膳食纤维，能清除附着在血管壁上的胆固醇，帮助降血脂。

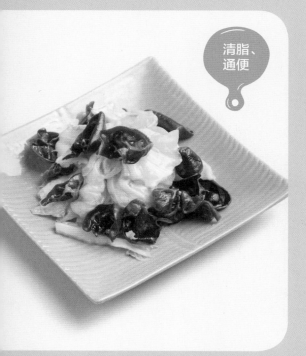

清脂、通便

木耳烧圆白菜

材料 水发木耳 100 克，圆白菜 250 克。

调料 葱花 5 克，白糖、盐各 2 克。

做法

1. 木耳洗净，撕成小片；圆白菜择洗干净，撕成小片。

2. 炒锅置火上，倒入适量植物油，待油烧至七成热时放葱花炒香，放入木耳和圆白菜片翻炒 3 分钟，用盐、白糖调味即可。

功效 这道菜富含木耳多糖、膳食纤维、维生素C等，能帮助孕妈妈降血脂、防便秘、提高抗病力。

妊娠糖尿病

注意餐次分配，少食多餐

孕妈妈餐次的分配非常重要，因为一次进食大量食物会造成血糖快速上升，而孕妈妈空腹太久又容易发生酮症，危害孕妈妈和胎宝宝的健康，所以应少食多餐。在控制总热量的同时，可采取少食多餐的方式，在正常的早、中、晚三餐之外安排加餐。将每天应摄取的食物分成5~6餐食用，可避免三餐后血糖水平大幅度升高，加重胰岛的负担。早、中、晚三餐的热量应分别控制在总热量的10%~15%、30%、30%，可分别在上午9:00~10:00、下午3:00~4:00以及睡前加餐一次，分别占总热量的5%~10%，防止低血糖的发生。

适当限制碳水化合物的摄入，食用生糖指数低的主食

碳水化合物是热量的主要来源，也是影响餐后血糖的主要因素，摄入总量不宜过高也不宜过低，应占每日总热量的50%~65%。碳水化合物主要来自谷物、蔬菜和水果。

精白米面生糖指数高，食用后极易导致血糖波动，应减少这类食物的摄入；可多摄入生糖指数低的复合碳水化合物食物，比如燕麦、荞麦、糙米、红豆、绿豆等粗粮杂豆类，它们含有大量膳食纤维，可延缓血糖升高

李大夫有话说

降低食物生糖指数的烹调方法

孕妈妈日常饮食中，除了避免吃过甜的食物，还要掌握一些降低食物生糖指数的烹调方法，这样能更好地控制血糖。

蔬菜能不切就不切。食物颗粒越小，生糖指数越高，所以一般蔬菜等不要切得太小，食用时可以多嚼几下，让肠道多蠕动，这样对血糖控制有利。

高、中、低生糖指数的食物搭配烹调。高、中生糖指数的食物与低生糖指数的食物一起烹饪，可降低食物的生糖指数，如在做大米饭时可加入燕麦等粗粮同煮。

急火煮，少加水。食物的软硬、生熟、稀稠、颗粒大小对食物生糖指数都有影响。加工时间越短、水分越多，食物生糖指数越低。

速度；也可以适当用薯类代替精白米面。饼干、蛋糕等都是生糖指数很高的食物，要少吃或不吃。

保证充足的蛋白质摄入

蛋白质对于胎宝宝的生长发育至关重要，蛋白质的摄入量要占到总热量的10%～15%，其中大豆及其制品、去皮禽肉、鱼虾、蛋类、瘦畜肉、低脂奶等食物提供的优质蛋白质要占到蛋白质总量的1/2。

膳食纤维可延缓血糖升高速度

孕妈妈要在保证每天总热量不变的情况下，多摄取高膳食纤维食物，如可以在白米饭中加入糙米、燕麦等谷物，或者加入红豆、南瓜等食材。还应增加蔬菜和低糖水果的摄入量，有利于控制血糖，也容易产生饱腹感。但要注意，糖分含量高的水果一定要避免食用，如红枣、桂圆、荔枝、香蕉等，以免使血糖骤升。

重点推荐食物

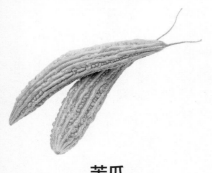

苦瓜

所含的苦瓜皂苷被称为"植物胰岛素"，能促进糖分分解，使过剩的糖分转化为热量，能改善身体的代谢，还有利于胰岛细胞功能的恢复。

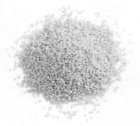

小米

所含的维生素 B_1 可以参与糖类与脂肪的代谢，能够帮助葡萄糖转化为热量，避免血糖升高。

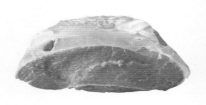

牛肉

所含的亚油酸有促进微循环的作用，所含的锌可增强胰岛素原转化为胰岛素的能力，提高机体对葡萄糖的利用率，降低血糖浓度。

红豆薏米糙米饭

材料 糙米 80 克，薏米、红豆各 40 克。

做法

❶ 薏米、糙米、红豆分别淘洗干净，用清水浸泡 2~3 小时。

❷ 将薏米、红豆和糙米一起倒入电饭锅中，倒入没过食材 2 个指腹的水，盖上锅盖，按下"蒸饭"键，蒸至电饭锅提示米饭蒸好即可。

功效 红豆薏米糙米饭含膳食纤维、钙、钾等，有助于控血糖。另外，红豆薏米糙米饭还可帮助孕妈妈通便。

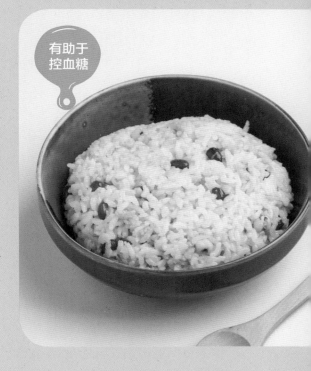

有助于控血糖

苦瓜炒牛肉

材料 苦瓜 200 克，牛瘦肉 250 克。

调料 料酒、酱油、豆豉、水淀粉各 15 克，蒜末、姜末各 5 克，盐、胡椒粉各 3 克。

做法

❶ 牛肉洗净，切片，加料酒、酱油、胡椒粉、盐和水淀粉腌渍片刻；苦瓜洗净，去瓤，切片，用盐腌渍 10 分钟，挤出水分。

❷ 锅内倒油烧热，放牛肉片炒至变色，盛起。

❸ 锅留底油烧热，爆香蒜末、姜末、豆豉，倒苦瓜片煸炒，加牛肉片翻炒熟即可。

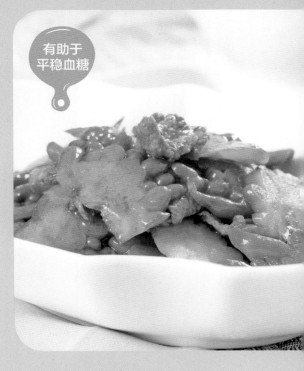

有助于平稳血糖

妊娠高血压

控制体重增长

肥胖是妊娠高血压的一大诱因，已患有妊娠高血压的孕妈妈更要防止体重增加过多，避免引发严重后果。

孕妈妈要合理安排饮食，保证每天的主食摄入量在合理范围，控制高脂高糖食物的摄入，适当多吃富含膳食纤维和矿物质的粗粮、富含蛋白质和钙的大豆及其制品、富含优质蛋白质的鱼肉和富含维生素的新鲜蔬果等，以减少脂肪的摄入和转化，降低血脂。

饮食宜清淡、少盐，减轻肾脏负担

孕妈妈的日常饮食以清淡为佳，减少盐的摄入量，忌吃咸菜等盐分高的食品，水肿明显者应将每日盐的摄入量限制在 3 克内，以免加重症状。还要避免摄入过浓的鸡汤、牛肉汤、鱼汤等，以免代谢后产生过多的尿酸，加重肾脏负担。

多进食富含钾、膳食纤维的蔬果

新鲜蔬果富含维生素、钾、镁、锌、膳食纤维等，也能帮助孕妈妈控制血压。孕妈妈每天最好摄入 400~500 克蔬菜，种类应达到 5 种左右；水果每天应摄入 200~350 克。

适量补充奶及奶制品，保证钙的摄入

钙有助于保持血压稳定。奶及奶制品含有丰富且容易被吸收的钙，是补钙的良好食物。孕妈妈每天应摄入 300~500 克的奶及奶制品，最好选择脱脂奶或低脂奶。

饱和脂肪酸摄入越少越好

饱和脂肪酸不利于血压控制，摄入越少越好，而不饱和脂肪酸有利于降血脂、降血压，可以增加摄入。

饱和脂肪酸含量较高的食物有肥肉、牛油、羊油、奶油等。不饱和脂肪酸含量较高的食物有植物油、坚果、鱼类等。烹调用油应避免使用动物油，宜使用植物油，且每日用油量应控制在 25 克左右。

晨宝朵妈
经验谈

多摄入蔬果和低脂奶，帮助降血压

关于预防妊娠高血压，我当时专门咨询了营养师，营养师建议一定要少吃过咸的食物和过甜的食物，同时要多吃各种时令蔬果。喝奶时选择低脂奶或脱脂奶，不但可以摄入钙，还能防止脂肪摄入过多。

重点推荐食物

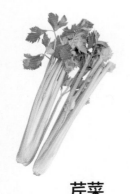

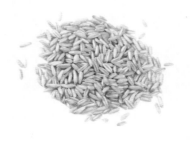

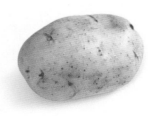

芹菜

含有的植物化学物可降低毛细血管的通透性，增加血管弹性，有助于降低血压；富含的膳食纤维还能促进排便，预防便秘。

燕麦

含有丰富的膳食纤维，能够帮助吸附体内的钠，将多余的钠排出体外，辅助降压；还含有亚油酸，可维持血液流通顺畅，有助于降低血压。

土豆

富含钾，可促使钠排出体外，防止血压升高。

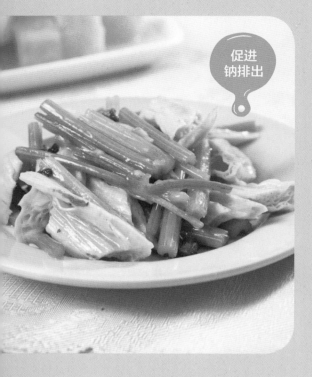

促进
钠排出

炝拌芹菜腐竹

材料 芹菜 250 克，腐竹 50 克。

调料 花椒、盐各适量。

做法

1. 腐竹泡发洗净，切菱形段，入沸水中焯 30 秒，捞出，凉凉，沥干水分；芹菜择洗干净，切段，入沸水中焯透，捞出，凉凉，沥干水分；取盘，放入腐竹段、芹菜段拌匀。

2. 炒锅置火上，倒入适量植物油，待油烧至七成热，加花椒炒出香味，关火。

3. 将炒锅内的油连同花椒淋在腐竹段和芹菜段上，加盐拌匀即可。

功效 芹菜富含钾和芹菜素，可促进钠排出，增加血管弹性，对于高血压有一定的防治作用。

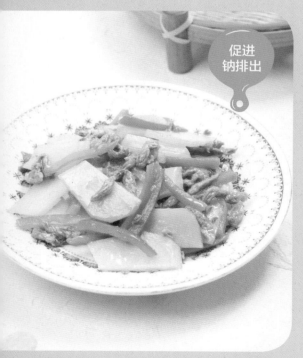

促进
钠排出

土豆片炒牛肉

材料 土豆 150 克，牛肉 200 克，柿子椒 100 克。

调料 淀粉、盐各适量。

做法

1. 牛肉洗净，切丝，加盐、淀粉腌渍片刻；土豆去皮，洗净，切片，用清水浸泡，捞出沥水；柿子椒洗净，去蒂及子，切丝。

2. 锅内倒植物油烧至四成热，下牛肉丝滑熟，捞出沥油；土豆片放入微波炉中，高火加热 4 分钟后取出。

3. 锅内放油烧热，下土豆片，加盐炒匀，下柿子椒丝炒熟，加入牛肉丝炒匀即可。

甲状腺疾病

甲亢饮食注意事项

1. 患有甲亢（甲状腺功能亢进）的孕妈妈由于甲状腺激素分泌过多，身体代谢速度加快，对热量和营养物质的需求量高于正常孕妈妈，每日热量摄入应比正常孕妈妈高15%~50%。

2. 甲状腺激素分泌过多时，蛋白质分解加速，排泄增加，很容易引起营养不良、腰酸背痛等症状。所以，患有甲亢的孕妈妈需要额外补充蛋白质，每日最好摄入100克以上的蛋白质。

3. 对于患有甲亢的孕妈妈来说，含碘量极高的海带、紫菜、海鱼、贝类等食物应禁食，以免碘摄入过量对病情不利。甲状腺功能亢进会引起消耗过度，患有甲亢的孕妈妈很容易出现矿物质缺乏的症状，特别是缺锌。瘦肉、蛋类、奶类、坚果类食物等都是锌的良好来源。

沙茶牛肉

材料 牛肉300克，柿子椒100克。

调料 沙茶酱30克，淀粉、料酒各15克，无碘盐3克，香菜段、姜末各适量。

做法

① 牛肉洗净，切片，加料酒、无碘盐、淀粉腌入味；柿子椒洗净，去蒂及子，切丝。

② 锅内倒油烧至六成热，放牛肉片炒至变色，盛起；留底油，爆香姜末，放入柿子椒丝翻炒，加牛肉片快速翻炒，再加沙茶酱炒匀，撒香菜段即可。

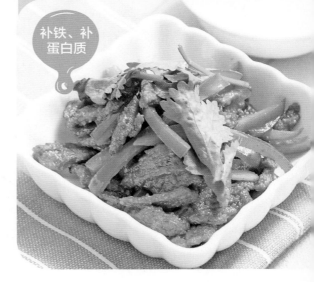

补铁、补蛋白质

桥本甲状腺炎饮食注意事项

对于桥本甲状腺炎患者，一般推荐正常饮食，碘的摄入跟正常人一样，不需要特别禁忌。患桥本甲状腺炎的孕妈妈需要注意以下几点。

1. 患桥本甲状腺炎合并甲亢的孕妈妈应严格限制海带、紫菜等高碘食物的摄入。

2. 患桥本甲状腺炎合并甲减（甲状腺功能减退）的孕妈妈可适量摄入含碘的食物。

3. 患桥本甲状腺炎的孕妈妈应多摄入膳食纤维含量高的食物。膳食纤维含量高的食物主要有蔬菜、水果、粗粮等，如圆白菜、芹菜、鲜枣、香蕉、燕麦、玉米等都含有丰富的膳食纤维，孕妈妈适量摄入能够促进肠胃蠕动，对桥本甲状腺炎的治疗有益。

4. 患桥本甲状腺炎的孕妈妈应补充足量的水分，每天饮水 2500 毫升左右，避免饮用咖啡、浓茶。

蛋香平菇

材料 平菇 200 克，鸡蛋 2 个，柿子椒 80 克。

调料 葱花、姜末各 5 克，盐 3 克。

做法

① 平菇洗净，撕成条；柿子椒洗净，去蒂及子，切丝；鸡蛋磕入碗中，加盐打散，炒熟备用。

② 锅内倒油烧热，放葱花、姜末炒出香味，放入平菇条，炒至平菇条出水，放入柿子椒丝、鸡蛋翻炒几下即可。

提高
免疫力

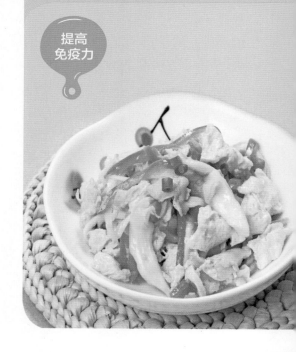